DE AQUI A LA MATERNIDAD

POR

CONNIE MARSHALL

TRADUCCION: PATT LOPEZ

CONMAR PUBLISHING, INC.
P. O. BOX 641
CITRUS HEIGHTS, CA 95610
(916) 332-9872

Conmar Publishing, Inc.
P. O. Box 641
Citrus Heights, CA 95610
Número telefónico para negocios y pedidos:
(916) 332-9872

Kathleen M. Marshall, President
Ventas/Mercadeo

Versión ingles disponible
From Here To Maternity

ILLUSTRACIONES

POR

CENDE COURTNEY HILL

De Aquí A La Maternidad
propiedad literaria: 1989
primera edición1989
ISBN 0-9613784-3-3

Biblioteca de Congreso Catálogo número

"Conmar Publishing, Inc. y el autor, Connie Marshall, no tienen ninguna relación ni están afiliados con ninguna otra publicación o negocio que pueda usar un nombre similar o idéntico al de "De Aquí a La Maternidad".

RECONOCIMIENTO

Muchas gracias a las siguientes personas que prestaron su experiencia para hacer divertido, sin complicaciones y una experiencia satisfactoria el nacimiento de este "bebé."

Raúl López por su dedicación y persistencia en la preparación del manuscrito.

Martha Kayne, R.N., M.N., C.N.M. por su valiosa contribución al capítulo Trabajo de Parto y el Nacimiento.

Emeterio "Emmett" González, Jr., M.D. y María Luisa González, M.Ed. por sus contribución para asegurar la calidad al revisar el manuscrito.

Gilbert Levy=Liotard por su experiencia en computadoras, su tiempo y su paciencia.

Nota de Editor: La información, procesos, y sugerencias incluídas en este libro no son para ser usados como un substituto del médico o partera. La supervisión y cuidado médico es necesaria durante su embarazo.

Gracias especiales a la Blue Cross of California por iniciar este programa inovador para ayudar a los trabajadores del cuidado de la salud en su compromiso para cuidar a los bebés sanos.

LISTA DE CONTENIDOS

PRIMERA PARTE
LOS AJUSTES

Parte Segunda
El Proceso Y Precauciones

Parte Tercera
La Experiencia

PREFACIO

El período de embarazo debe de ser una época de felicidad en tu vida. Tú y tu esposo tendrán muchos momentos maravillosos que compartir. Con un poco de preparación tú tendrás un embarazo sin problemas y darás a luz al bebé que quieres; uno sano y hermoso. El momento para empezar el cuidado de tu bebé es cuando te das cuenta de que estás embarazada. El primer paso importante es confiarte al cuidado de un médico o una partera (o). El idioma no tiene que ser un problema. Si tu médico o partera no habla español, ¡ aprende un poco de inglés y enséñales un poco de español! Ellos cuidarán de ti y del bebé que estás esperando. En cuanto sospeches que estés embarazada, llama a tu médico o al partero para hacer una cita. También lee la sección de este libro llamada "SINTOMAS DEL EMBARAZO", en la página 71.

Junto con tu médico o partera, este libro servirá como tu ángel guardián durante tu embarazo. Cada futura mamá tiene preguntas que hacer acerca del embarazo y los bebés. Este libro está escrito para ayudar a mejorar la relación y comunicación con tu médico y otras personas quienes te cuidarán. Este libro contiene información y sugerencias para ayudarte durante tu embarazo, pero no puede tomar el lugar de tu médico ni partera.

En este libro, nos referiremos al bebé algunas veces como "él" y otras como "ella". ¡ Hay que darles igual oportunidad! También nos referiremos al hombre en tu vida como tu "esposo". Aún cuando no estén casados, en tu corazón él es tu esposo.

¡ Hemos incluído un poco de humor en este libro esperando hacerte sonreír en tu camino a la maternidad! Este es nuestro regalo. Esperamos que te guste.

¥ ¥

INTRODUCCION

Vas a tener muchas experiencias nuevas durante los nueve meses de tu embarazo. Estas pueden variar mucho de mujer a mujer, pero algunas experiencias son comunes para todas las mujeres embarazadas. En cada nueva experiencia, te puede hacer sentir más segura el saber que otras han recorrido el mismo camino antes que tú y han sentido muchas de las mismas experiencias. No estás sola.

En este libro te ofrecemos información básica acerca de lo que puedes esperar durante el embarazo y en las primeras seis semanas después del nacimiento del bebé. Cada embarazo es único y especial, y probablemente te sentirás muchas veces entre los dos extremos del dibujo mostrado abajo.

¥ ¥

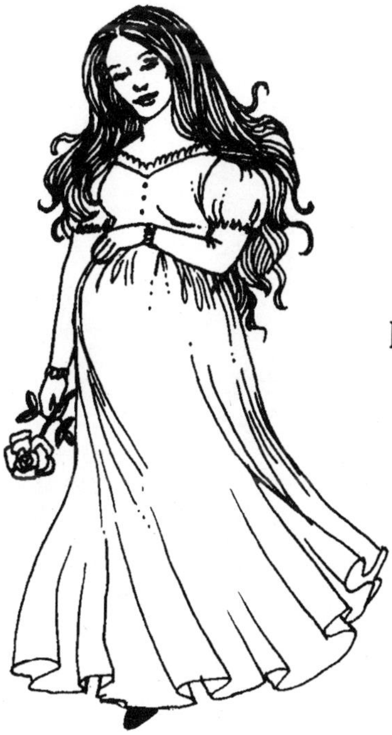

LA REALIDAD

NO ESTA EN

NINGUNO DE

ESTOS EXTREMOS.

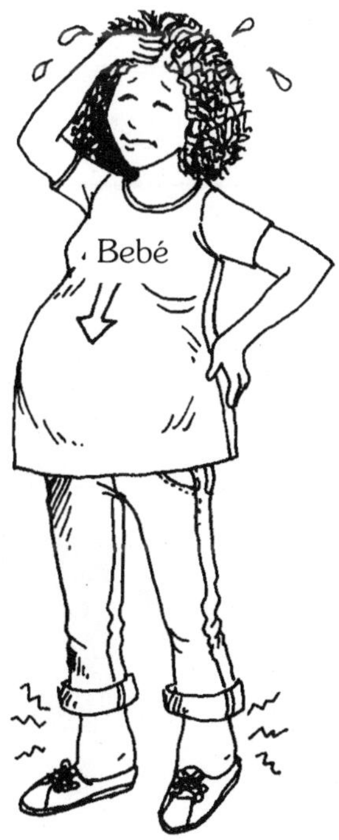

PRIMERA PARTE

LOS AJUSTES

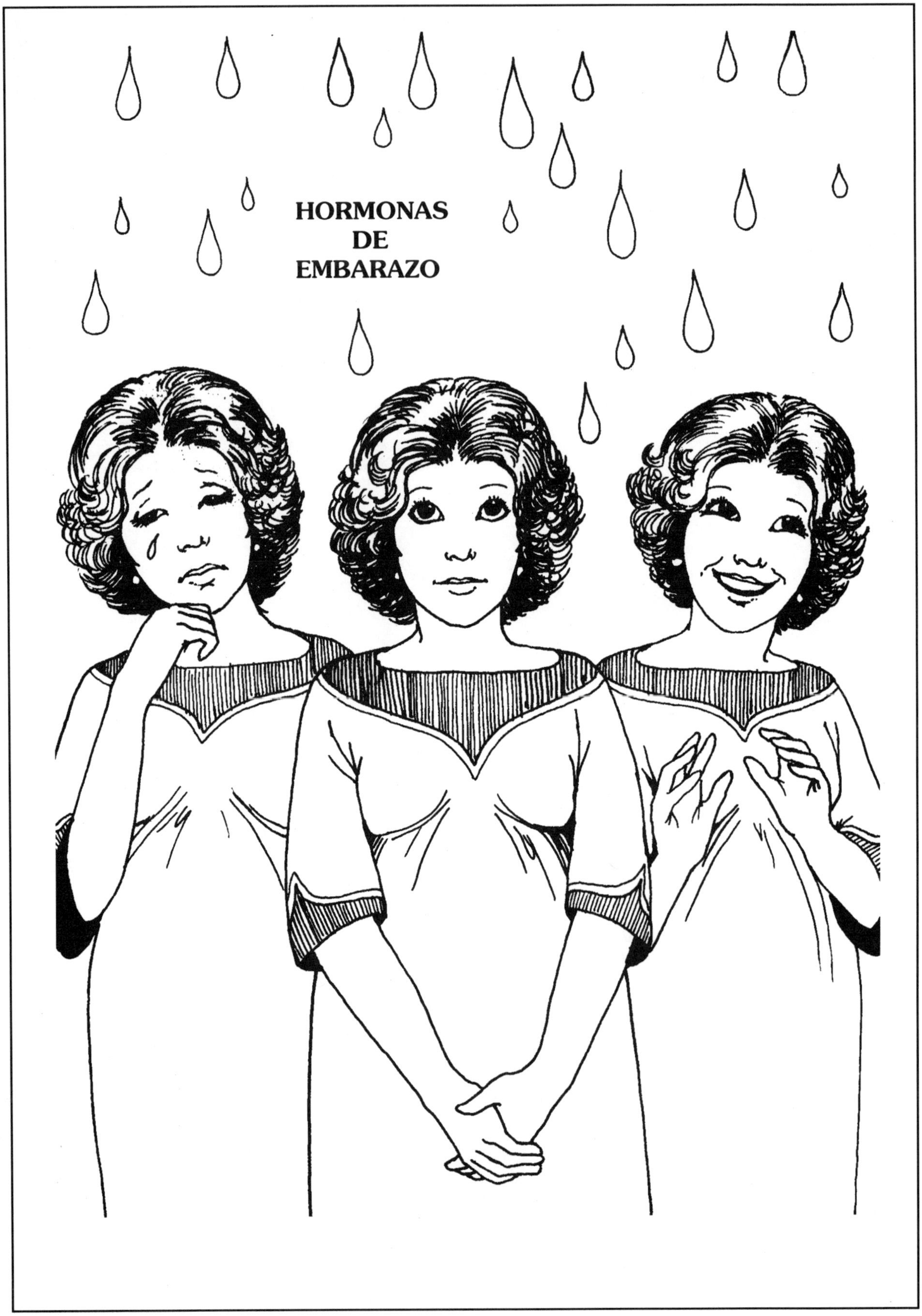
HORMONAS
DE
EMBARAZO

1

EMOCIONES DEL EMBARAZO

Los Primeros tres meses

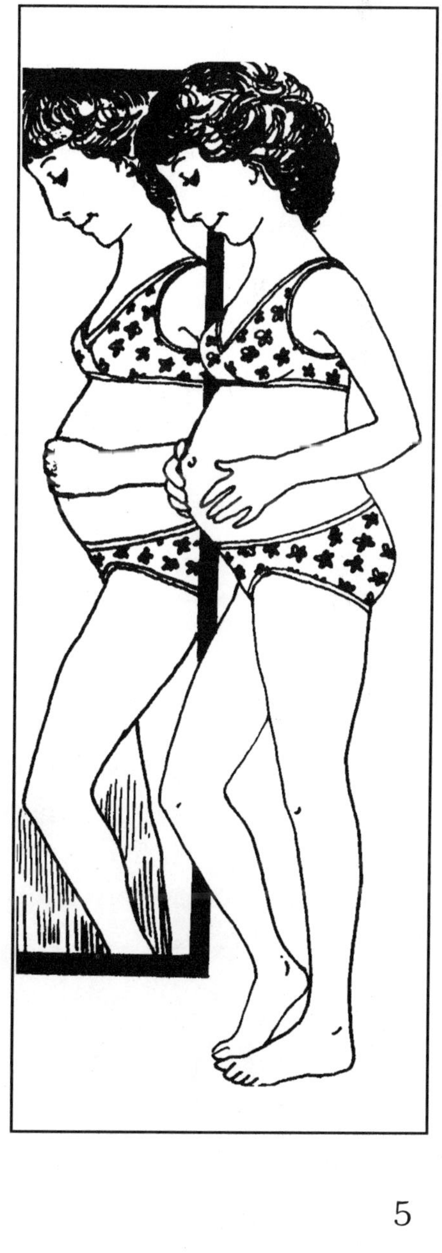

Tu embarazo provocará muchos cambios en tu cuerpo y en tus emociones. En los primeros 3 meses tienes que acostumbrarte a la idea de que estás esperando un bebé. Te sientes feliz pero a la vez ansiosa. Sientes muchas emociones nuevas. En un momento tú puedes estar muy feliz y en el siguiente...te encuentras llorando, y no sabes la razón. Los cambios bruscos de emociones pueden ser dramáticos a veces. Tu "sube-baje" de emociones se debe en parte a la cantidad de hormonas extras que tu cuerpo embarazado está produciendo. Estas hormonas también son la causa de algunos cambios físicos que sentirás.

El embarazo cambiará tu vida. No importa cuánto quieras estar embarazada, tal vez encontrarás que tienes emociones contrarias. Puede ser que sientes temor de hacer el amor con tu esposo porque crees que le puede lastimar al bebé. Puedes sentirte cansada y con ascos y eso te hace irritable. ¡A veces no entiendes cómo puede ser ésto el embarazo tan maravilloso que esperabas! Acuérdate (y recuérdale a tu esposo) que no estás volviéndote loca cuando te ríes un momento y lloras otro y tus emociones se mueven como un papalote en un día de mucho viento. ¡Simplemente estás embarazada!

EN EL CUARTO MES

Te darás cuenta que estás más calmada durante este período. Tu cansancio y náusea se te quitaron y te encantará ver tu ombligo creciendo. ¡Ahora sí crees que hay un bebé dentro!

¡La buena noticia es que tus pechos se están haciendo más grandes, la mala noticia: lo mismo le pasa a tu cintura! ¡Así es la vida! Ya no tiene que sumir tu estómago. Para los próximos 6 meses tienes vacaciones de eso.

Durante este tiempo te darás cuenta que es importante para tu esposo compartir tu embarazo. Tú quieres que él sienta cómo se mueve el bebé y hablas con él acerca de cómo será cuando nace el bebé. A muchas mujeres les cuesta trabajo ahora decidir cualquier cosa (hasta la más pequeña) como qué cocinar o qué ropa poner. Y también ahora tienes una necesidad grande de sentirte querida y protegida. Quieres que tu esposo te consienta.

EL ULTIMO TRIMESTRE

Este es un período de espera y anticipación. Estás contenta de tener amigos y familia que te cuidan. Piensas y sueñas en las cosas que vendrán al momento del parto. Piensas en nombres posibles para el bebé, en ropita, y cunas.

Este es un tiempo de paz y serenidad contigo misma. Estás lista para tener a tu bebé y para ser mamá. Estás lista para tenerlo, para poder verlo.

EL FUTURO PAPA

Tu esposo pasará por algunos cambios también. El tal vez tenga también sentimientos contrarios acerca de convertirse en padre, los mismo que tú en convertirte en madre. Eso no significa que no quiere al bebé, o que no te quiere a tí. El tiene mucho en qué pensar. El se está dando cuenta qué tan grande es la responsabilidad de convertirse en padre.

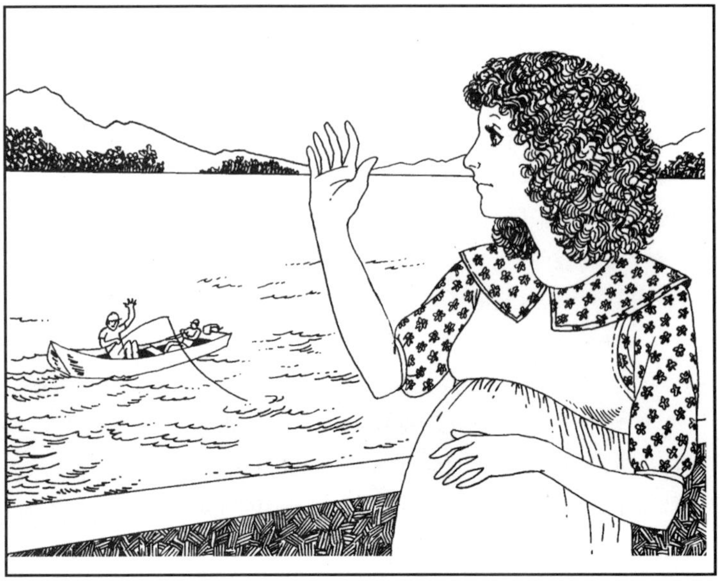

En los primeros 3 meses de tu embarazo, él tal vez pasará más tiempo con sus amigos que contigo. Algunos hombres necesitan ese tiempo fuera de la casa para pensar en la responsibilidad de convertirse en padres. Algunos otros pueden estar tan invueltos en el embarazo de la mujer que inclusive sufren algunos de los síntomas físicos como son los mareos y los ascos. Aunque éste no sea tu primer bebé, el tal vez pasará por éste período de ajuste. Dale tiempo y sé paciente. Antes de que pase mucho tiempo se sentíra tan emocionado con el nuevo bebé como lo estás tú.

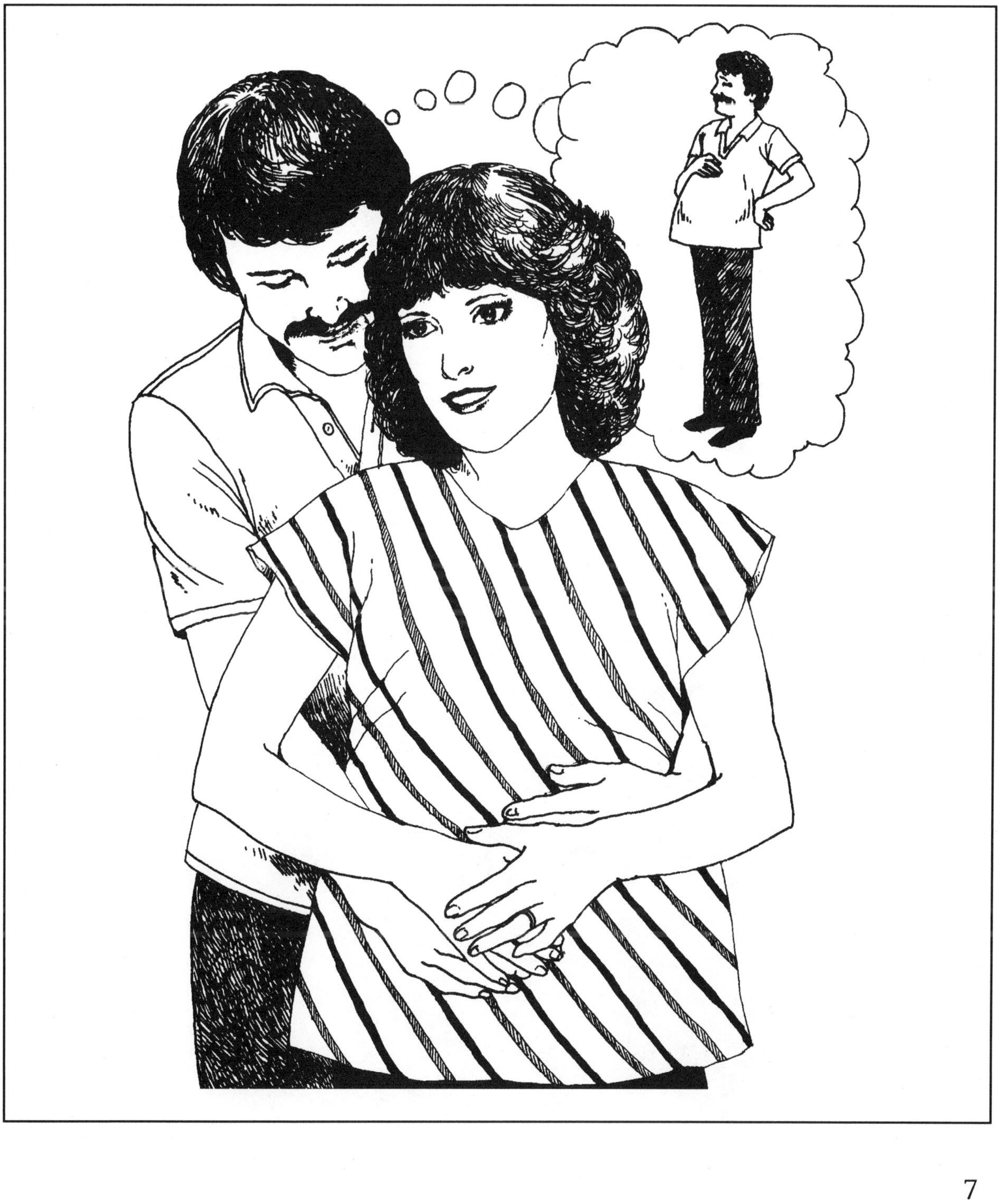

Te darás cuenta que tu esposo ha resuelto sus sentimientos acerca del nuevo bebé cuando él se muestre más interesado en hablar acerca de él. Tal vez empiece a pasar tiempo con amistades que tienen niños. Probablemente quiere ir contigo a comprar cosas para el bebé y tal vez deseará acompañarte a las clases de preparación para el parto. Tu relación con él cambia y crece ahora que empiezan a tener una familia propia.

Δ

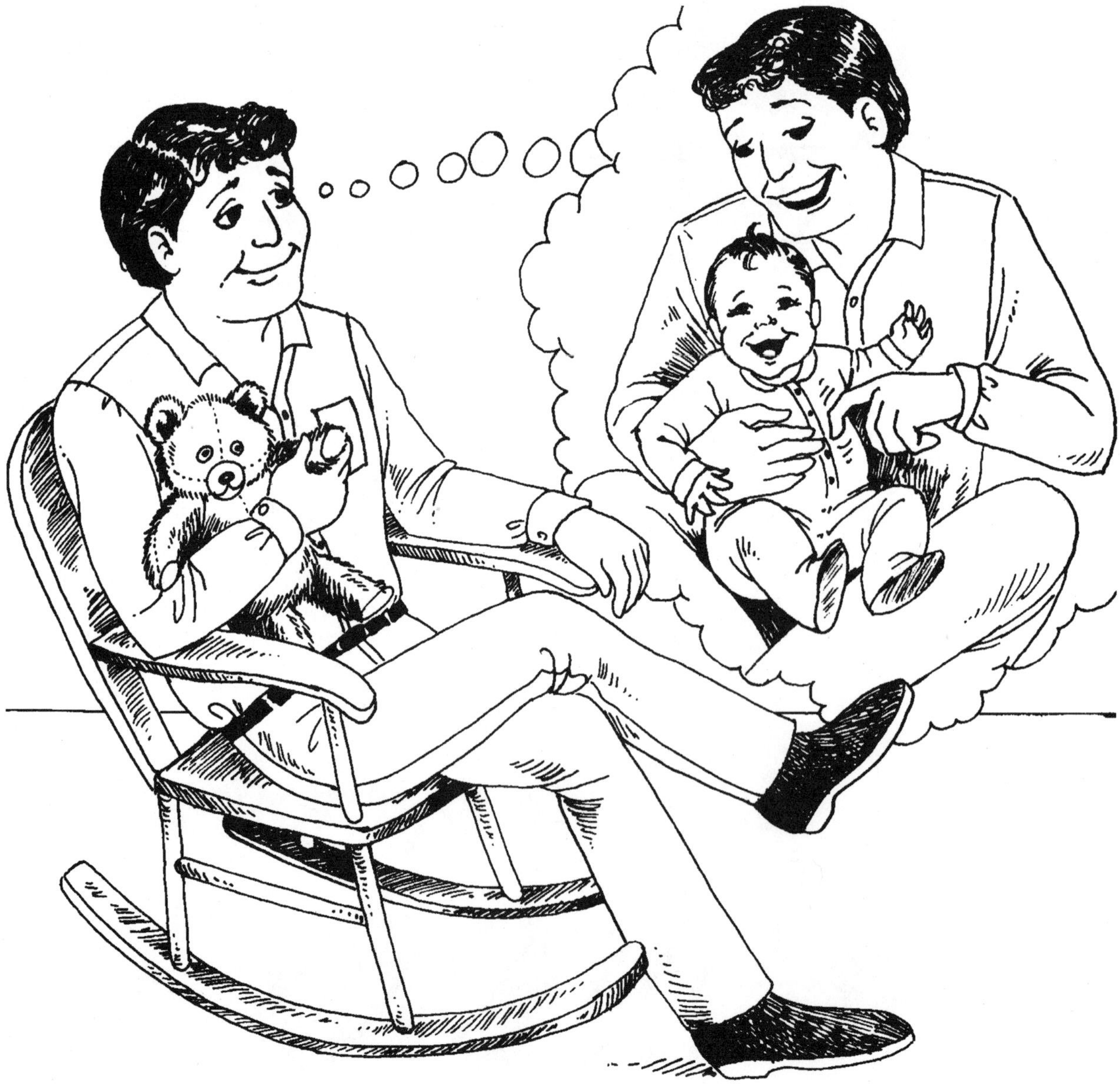

2

LA SEXUALIDAD

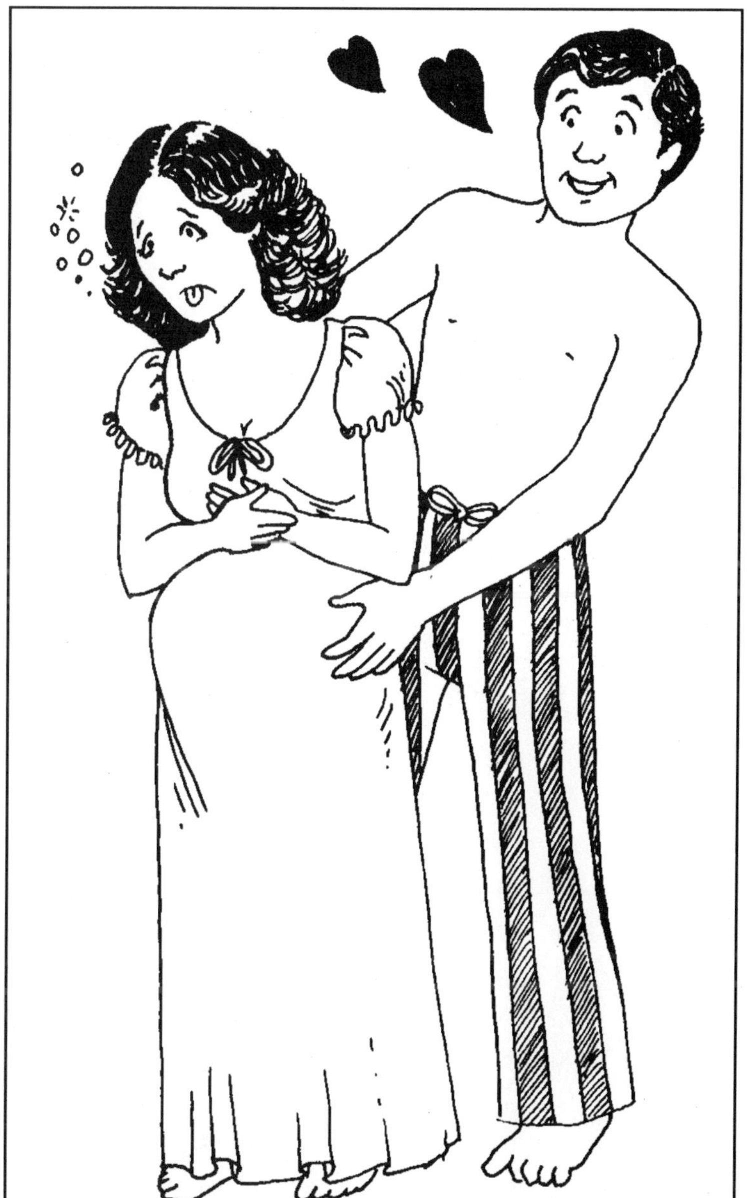

Tus Reacciones

El Primer Trimestre

Durante el embarazo, muchas mujeres sienten que la pasión por su esposo es como la marea del mar—¡ sube y baja a diferentes horas! ¡ En el principio del embarazo tu pasión es como la marea baja! Quieres a tu esposo y tus sentimientos pueden ser muy intensos, pero las náuseas, el cansancio, y los pechos adoloridos enfrían tu pasión física. Temes que el hacer el amor pueda lastimar a tu bebé. No lo lastimas, pero tu temor persiste.

El Segundo Trimestre

Para el cuarto mes del embarazo tu cansancio y las náuseas han desaparecido y ¡tu pasión para hacer el amor está como la marea alta! Es más, ahora te puedes sentir lo más apasionada que te hayas sentido en tu vida. Tienes fantasías acerca de tu esposo y planeas escenas románticas con él. ¡ Tu imaginación puede volar! Después de la sequía que tu marido sufrió en los primeros tres meses, él estará sorprendido y feliz con el cambio de ahora. Este puede ser un tiempo maravilloso, lleno de romanticismo, intimidad y amor entre ambos. ¡ Disfrútalo!

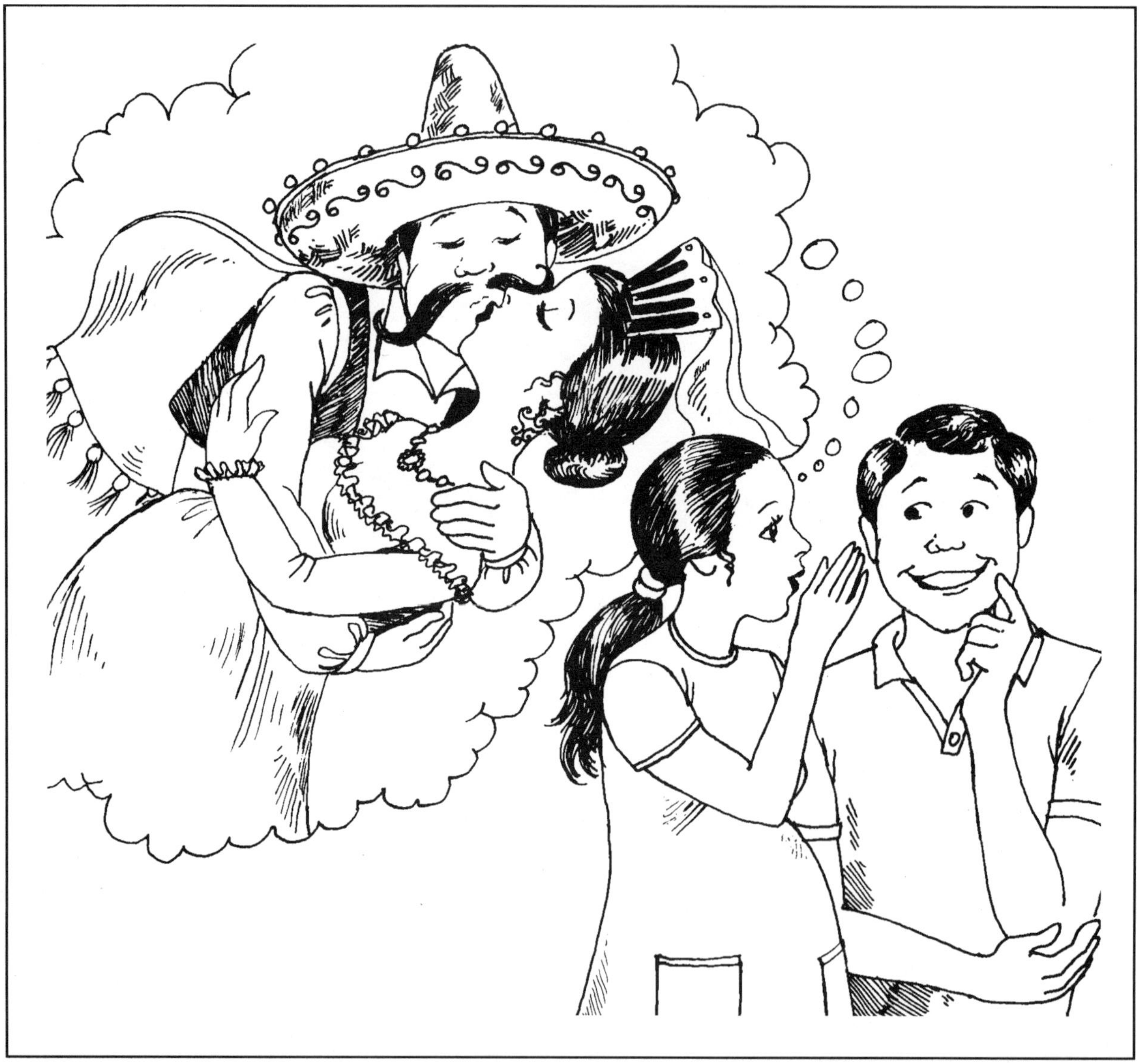

El Tercer Trimestre

En los tres últimos meses del embarazo, tus deseos serán como el Océano Pacífico...¡ igual de calmado, pacífico, y sin acción! El deseo existe pero no tan fuerte como antes. En vez de tener fantasías románticas, ahora tus pensamientos están con tu bebé, el parto y el nacimiento próximo. Con tu estómago tan enorme, es difícil hacer el amor. En los últimos días del embarazo puede ser que descubras que la única posición posible para hacer el amor es tú estando arriba. ¡ Antes tu preocupación era no lastimar al bebé y ahora tu preocupación es no aplastar a tu esposo! No lo harás, por supuesto.

En las últimas semanas del embarazo, es común el sentir algunos retortijones durante y después de hacer el amor. El orgasmo y la estimulación de los pezones pueden causar retortijones. Esto puede ser incómodo pero generalmente no causa ningún problema para tí ni para el bebé.

La Reaccion De Tu Esposo

Tu esposo también puede sentir menos deseos de hacer el amor durante los tres últimos meses de tu embarazo. El puede sentir miedo de lastimarte a tí o al bebé (pero no lo hará). Los cambios en tu cuerpo lo hacen pensar en el cambio futuro en sus relaciones. Ustedes van a ser más que amigos y amantes. Ahora van a ser padres. El puede sentirse confundido y temeroso de compartirte con el bebé. Al "niño" que hay en tu esposo, siempre le preocupa el sentirse rechazado u olvidado cuando el bebé llegue.

Unas Reglas En Comun

En general, el tener relaciones sexuales durante el embarazo no es peligroso. Solamente en circunstancias especiales se prohibirá ; por ejemplo, si tu fuente de agua se rompe o si corres riesgo de parto prematuro y es demasiado temprano para que nazca tu bebé. Pero si tu embarazo va normal, tú puedes tener relaciones sexuales hasta entrar en el trabajo de parto o hasta que se rompe la fuente. Si tienes algunas preguntas o dudas, siempre es mejor hablar con tu médico.

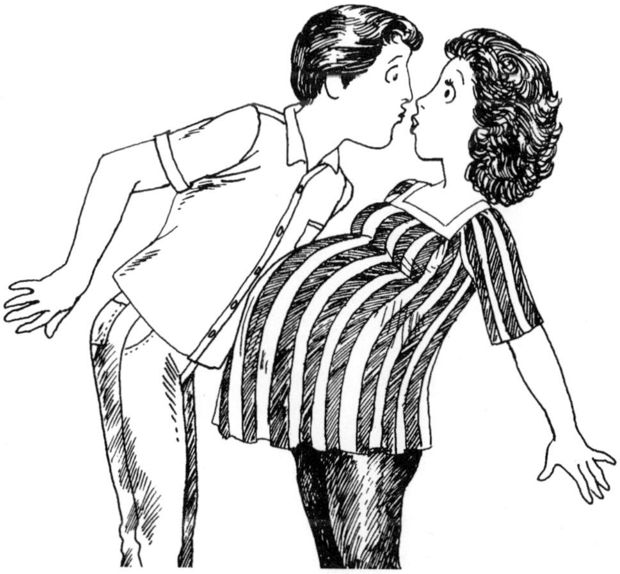

Te darás cuenta que los ajustes en tus relaciones sexuales no son solamente físicos. Los dos tendrán necesidades emocionales que satisfacer. Emocionalmente, ¡ ambos están embarazados! Hay que compartir estos sentimientos y platicar el uno con el otro. Están juntos en esta experiencia.

3

TU CUERPO Y EL CRECIMIENTO DEL BEBE

CALCULANDO LA FECHA DE TU PARTO

El embarazo dura aproximadamente 265 días a partir del día en que te embarazaste. Tú puedes calcular fácilmente la fecha de tu parto restando 3 meses a partir de la fecha de tu último período menstrual (regla) y agregando 7 días más. Por ejemplo, si el primer día de tu último período (regla) fué el 7 de septiembre, la fecha de tu parto será el 14 de junio. El médico calcula tu embarazo según el mes lunar de 28 días. Consecuentemente tu embarazo dura 10 meses lunares, 40 semanas, o 9 meses calendarios.

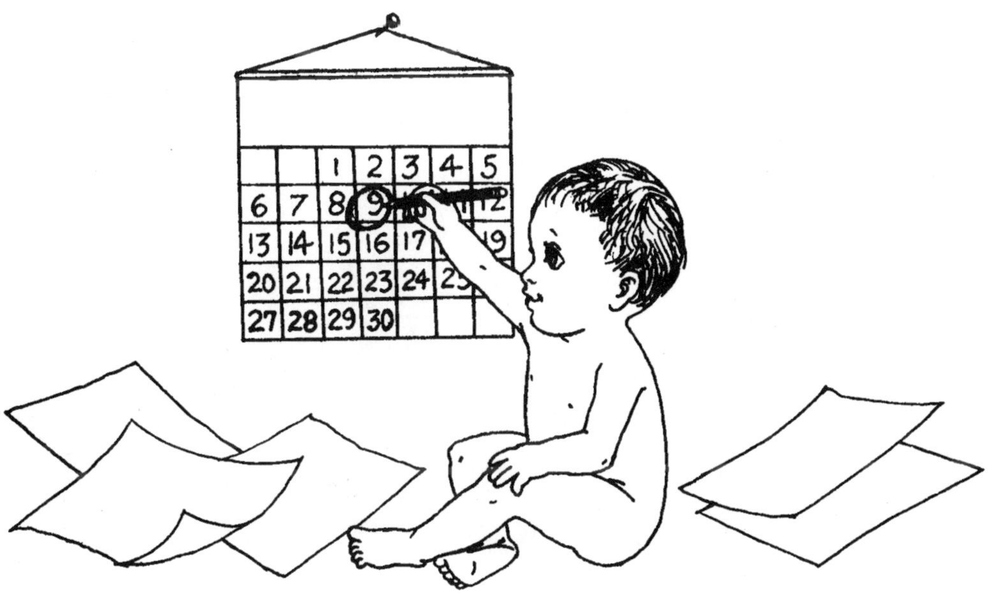

Tu fecha de parto no es exacta. El 50% de todas mujeres embarazadas tienen su parto una semana antes de la fecha calculada y una de 10 mujeres embarazadas tienien su parto 2 semanas después de su fecha calculada. Todo lo que puedes hacer es prender velas y rezar para que tu bebé nazca en la fecha que tú deseas.

LOS PRIMEROS DOS MESES (MES CALENDARIO)

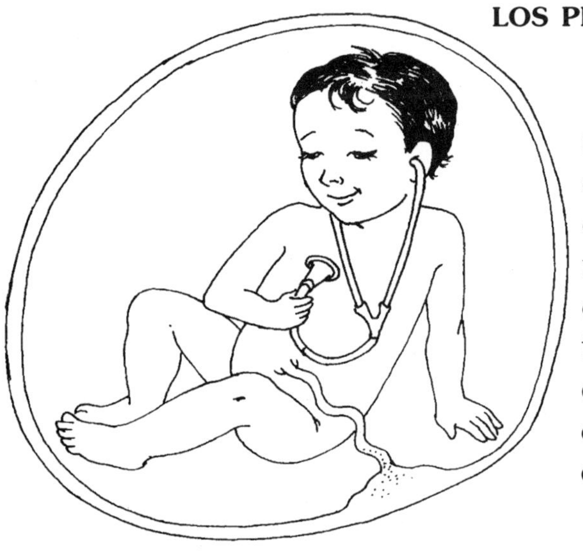

En las primeras 8 semanas tu bebé mide una y media pulgada de pequeño. Su corazón está latiendo. Los brazos y las piernas empiezan a formarse y el cordón umbilical que te conecta a tí con el bebé empieza a formarse también. Tu matriz todavía está muy pequeña. Todavía no crees que estés embarazada aún con todas esas síntomas...náusea, cansancio, y comezón dolor en los pezones.

EL TERCERO Y EL CUARTO MES

Tu bebé ahora pesa un cuarto de libra y mide 3 pulgadas de largo. Aparecen las uñas de las manos y de los pies. Un vello fino cubre su cuerpo. Tu médico puede oír el corazón de tu bebé con un estetoscopio.

Tu matriz está creciendo y está poniendo presión sobre tu vejiga. Tú estás pasando mucho tiempo en el baño orinando.

EL QUINTO MES

Estás a la mitad del camino de tu embarazo y te estás acostumbrando a las pequeñas patadas y movimientos en tu estómago. Ahora sí crees que hay un bebé ahí dentro. A veces sientes la matriz apretándose. Definitivamente te ves embarazada y tu bebé pesa aproximadamente una libra. El bebé también tiene pelo en su cabeza.

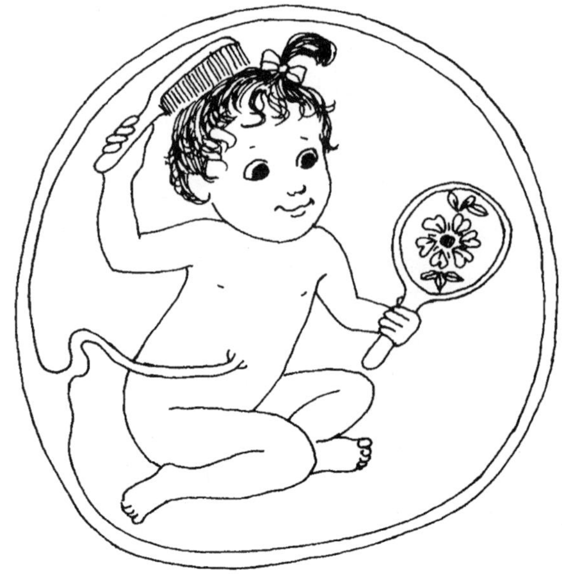

EL SEXTO MES

Para el sexto mes la mayoría de los bebés pesan una libra y media . La piel del bebé está arrugada pero empieza a alisarse según sube de peso. Las cejas y pestañas empiezan a crecer.

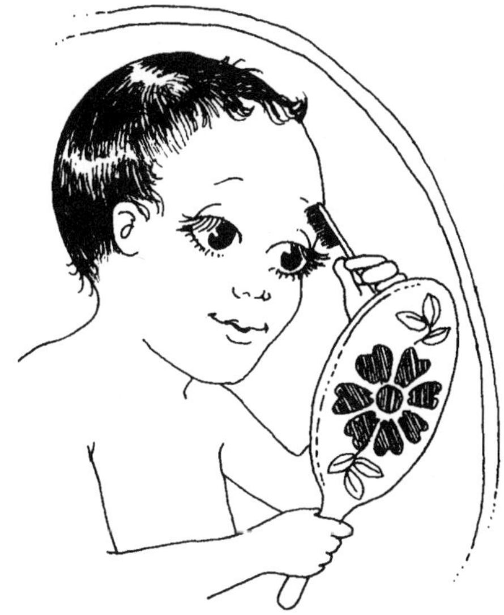

Tú te ves completamente embarazada. Tu ombligo está sobresaliente y tal vez sientes mucha presión en tu matriz creciente . Algunas veces sientes quese te va salir todo por las nalgas.

EL SEPTIMO Y OCTAVO MES

Tu angelito pesa de 2 a 4 libras y mide 16 pulgadas. Su piel está roja y cubierta de "vernix" que es la crema de la naturaleza. Tú puedes respirar tranquila porque muchos bebés nacen en ese tiempo y tienen una excelente oportunidad de sobrevivir.

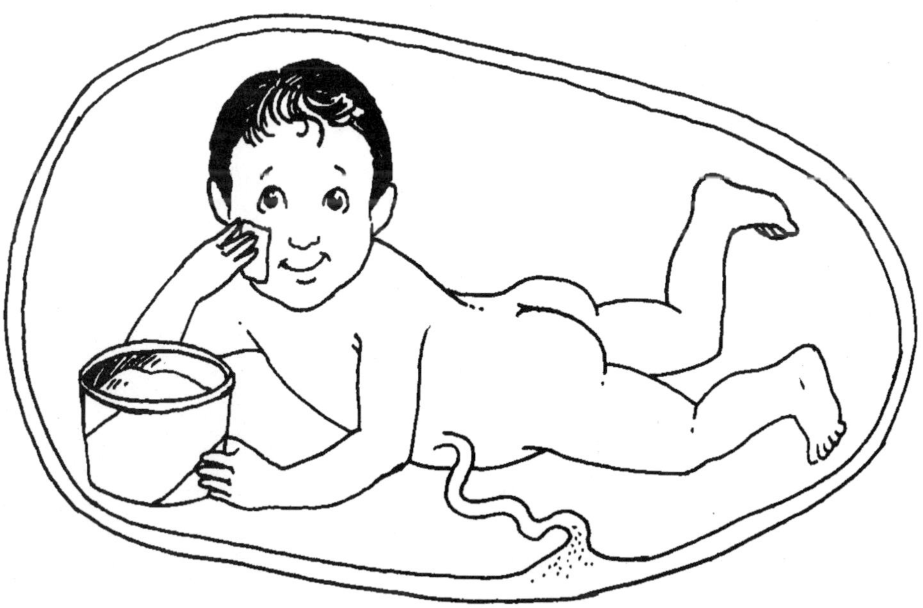

Tú puedes estar sintiendo más dolores en el cuerpo ahora, como punzadas en la vagina o dolor de los huesos pélvicos. Tu esposo piensa que lo estás anhelando pero la realidad es que te falta aire porque el bebé está apachurrando tu diafragma. ¡Tú no tienes corazón para decirle la verdad! Al menos no tienes náusea y no estás pasando la mitad de tu vida en el baño orinando.

EL NOVENO MES (Y EL ULTIMO)

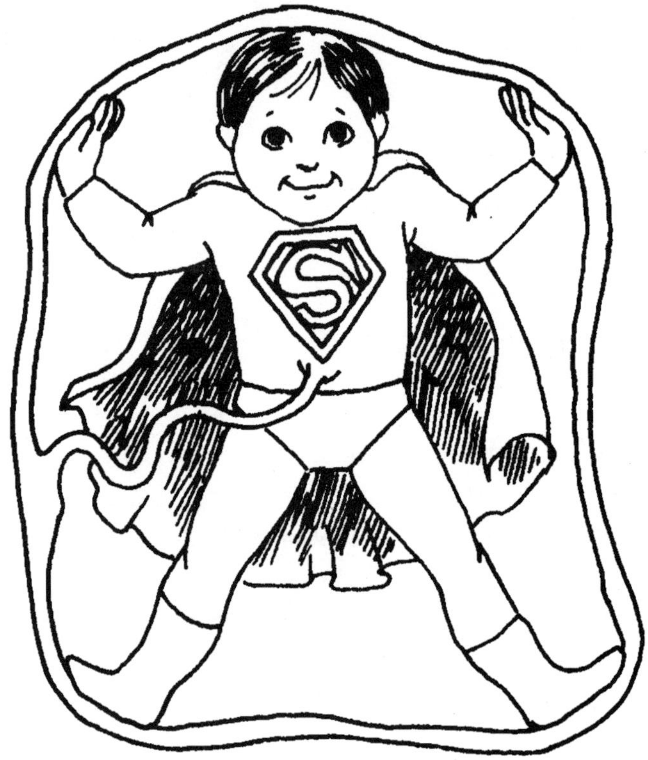

El final está cerca y tú estás más que lista para tener a tu bebé. Estás harta de los pies hinchados y de tantos dolores y malestares. ¡A cómo te sientes ahora no saldrías a la calle ni para ver a Julio Iglesias!

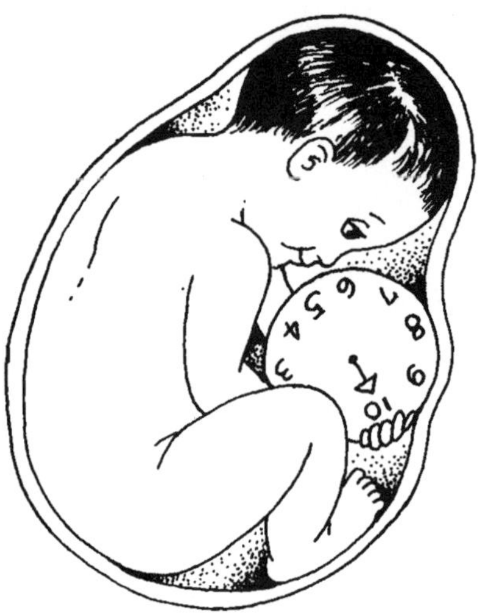

Tu pequeño "Superman" pesa ahora cerca de 6 a 8 libras y le encanta hacer el tango hasta las 4 de la madrugada. Tú matarías para una noche buena de sueño. Hay mucho movimiento adentro.

4

QUEJAS COMUNES DEL EMBARAZO

Durante el embarazo, tu cuerpo produce y almacena más sangre para alimentar (nutrir) a tu bebé. Las hormonas del embarazo relajan los músculos y ligamentos. Estos cambios, junto con el crecimiento de tu matriz, son las causas principales de los dolores y malestares que sientes en tu embarazo. Cada embarazo es distinto. Tú puedes sentir sólo pocos de los malestares que nombramos aquí o puedes sentir casi todos a lo largo de tu embarazo. Casi todos los malestares tienen un remedio que te hará sentir mejor. Puedes utilizar la información de este capítulo conforme vayas sintiendo los malestares o dolores. El dibujo en la pagina 26 te enseña el nombre de cada dolor o malestar, y dónde se localiza.

Dolor de Espalda

A la mayoría de las mujeres les duele la espalda durante el embarazo. La matríz que ha crecido le pone más peso a tu espalda y a los músculos de las piernas.

Sugerencias para ayudarte a evitar dolores fuertes de espalda.

1. Dobla las rodillas y no la espalda. Levanta las cosas con la fuerza de las piernas manteniendo el peso cerca del cuerpo. No levantes las cosas pesadas más arriba de la altura del pecho. Pide ayuda para levantar algo pesado.

2. Cuando tu trabajo requiere permanecer parada, es mejor descansar un pie sobre algo un poco más elevado que el piso, y alternarlos.

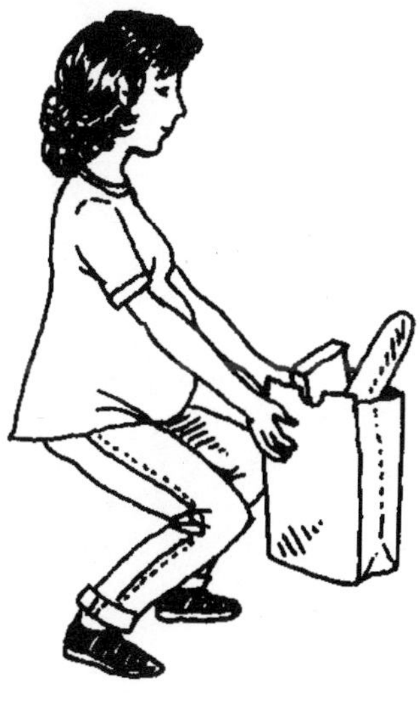

Usa zapatos cómodos y planos con tacón de una pulgada o menos.

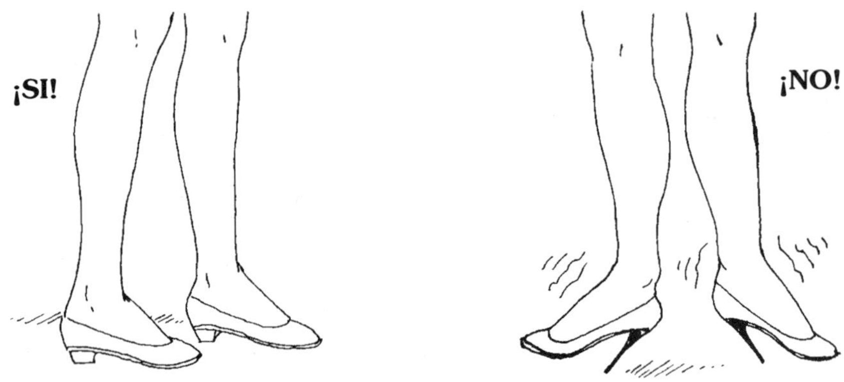

3. Coloca el asiento de tu automóvil para adelante para mantener tus rodillas más altas que tu cadera. Usa un cojín chico atrás de la parte baja de tu espalda para apoyarla.

4. Siéntate en sillas bajas para poder tener los dos pies en el piso y tus rodillas más altas que la cadera.

5. El dormir bien es importante. Un colchón firme es el mejor. Duerme de lado con las rodillas dobladas hácia el pecho. Es un poco más cómodo con una almohada entre las rodillas.

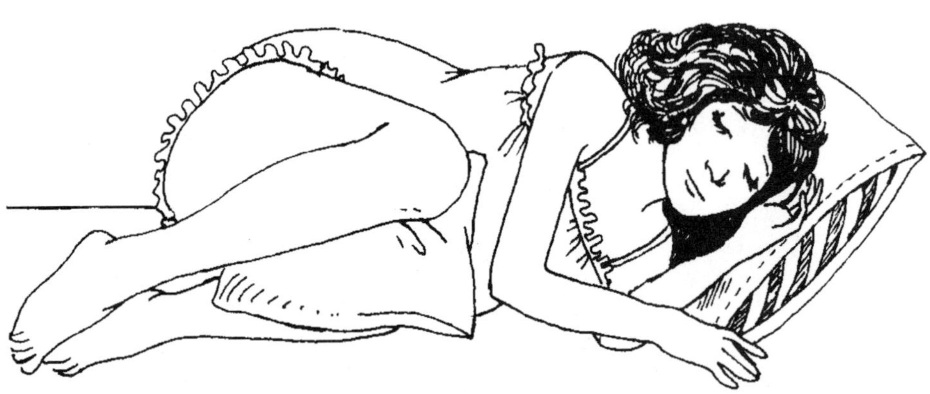

Hay dos ejercicios sencillos que te ayudarán a estirar y relajar los músculos de la espalda. Seis veces al día toma unos minutos para darle un descanso a tu espalda.

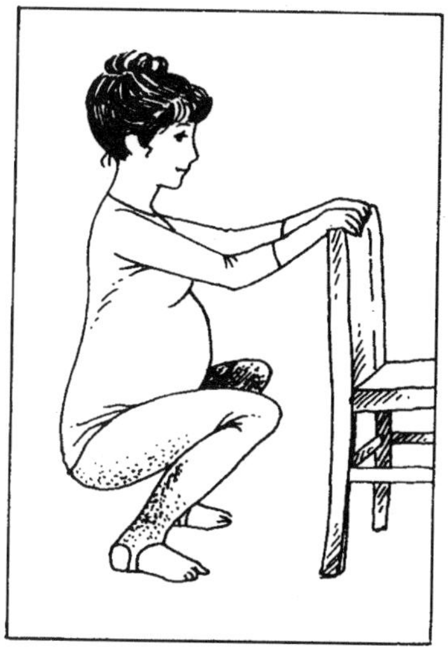

1. Usa el respaldo de una silla para tu balance. Acuclíllate por treinta segundos. Descansa por quince segundos. Repítelo seis veces.

2. Sentada en una silla inclínate hacia adelante y baja la cabeza a tus rodillas por treinta segundos. Repítelo seis veces.

Estreñimiento

Durante el embarazo, tu intestino funciona más lento para ayudar absorber las vitaminas de la comida que comes. El estreñimiento es un problema común durante el embarazo y ¡ a veces sientes que solamente con dinamita se puede ir al baño! Los laxantes te ayudan pero solamente por el momento. Si usas laxantes demasiado tiempo tu intestino se acostumbra y no trabaja sin ellos.

Sugerencias:

En vez de usar laxantes, para el desayuno, agrega tres cucharadas de salvado natural a un cereal de fibra como el "Bran Flakes" o "Grapenuts". Puedes tomarlo mezclado con leche o jugo, pero no tiene mucho sabor así. Si para la mañana siguiente no has tenido resultados, toma seis cucharadas de salvado. Agrega más cada mañana hasta obtener resultados. Algunas personas necesitan más que otras. El salvado es seguro, barato y efectivo. También te ayuda si comes más fruta, verdura, y pan de trigo.

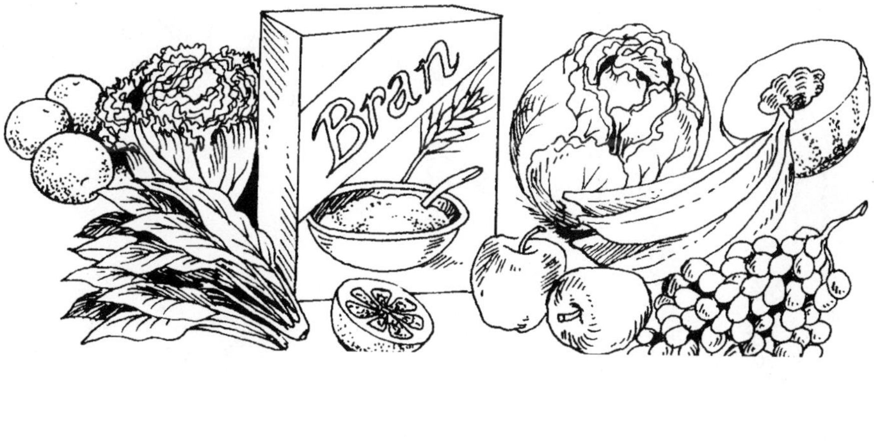

Trabajo de Parto Falso Contracciones

Por el cuarto mes puede ser que notes que tu estómago se aprieta a veces, como si el bebé se hubiera encogido en su posición. Puedes sentir algún tipo de presión pero no es realmente un dolor. Esto es trabajo de parto falso (contracciones). Tu matriz está ejercitándose y preparándose para las contracciones verdaderas.

Insuficiencia de aire ("Dyspnea")

Los cambios en tu cuerpo por el embarazo te causan respirar un poco más rápido. Esto es normal pero a veces te puedes sentir que te falta aire.

Los Pies y Tobillos Hinchados ("Edema")

Por lo menos la mitad de las mujeres embarazadas tienen hinchados los pies y tobillos durante este tiempo. Esto es normal y una señal de un embarazo sano. Lo hinchado es más notable en la noche. Tu matriz está creciendo y pone más presión sobre los vasos sanguíneos y disminuye la circulación de la sangre en las piernas. La presión también empuja el agua a los pies y tobillos. Evita la comida muy salada porque puede agravar el problema. No es normal se te hinchan las manos y la cara. Llama a tu médico. Podrías tener síntomas de toxemia (ve la sección del libro llamada "Complicaciones del Embarazo").

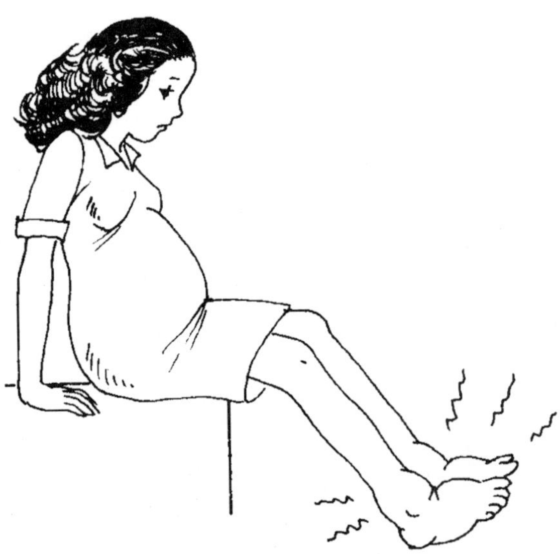

Es normal en embarazo

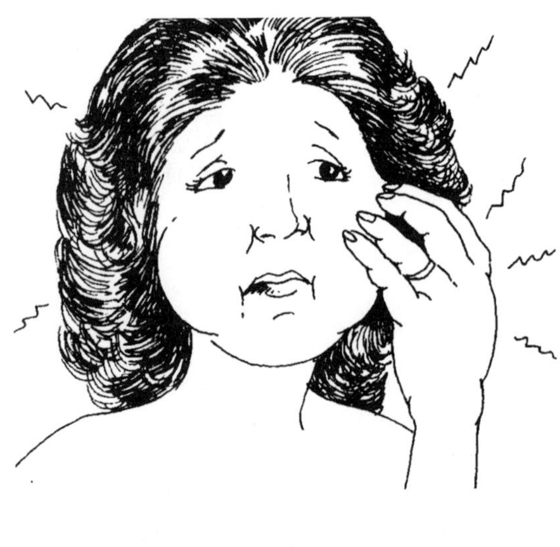

No es normal

SUGERENCIAS:

Una solución sencilla y segura para los pies y tobillos hinchados y adoloridos es el acostarte sobre tu lado izquierdo dos veces al día por media hora. En esta posición se quita la presión de tu matriz y permite que tu cuerpo jale el agua y sangre y regrese a la parte del organismo donde pertenece. Tus riñones pueden desechar líquido que no necesitas. ¡Ahora sabes la razón por tantas idas al baño durante la noche!

PRECAUCION: No tomes pastillas para eliminar el agua (diuréticos). Estos pueden causar problemas más serios y pueden desbalancear tu organismo.

DESMAYOS Y MAREOS

Esto puede suceder por estar sentada o parada demasiado tiempo o también por dejar pasar demasiado tiempo entre comidas. Cuando dejas pasar demasiado tiempo sin comer te duele la cabeza, te sientes irritable y débil. Tambien te afecta a tí y al bebé el acostarte boca arriba porque tu matriz presiona los vasos sanguíneos y te corta la sangre a tí y da tu bebé. Te sientes débil, mareada y con naúseas. El acostarte boca arriba puede bajar tu presión de sangre peligrosamente.

SUGERENCIAS:

Deja de acostarte boca arriba despues de cumplir los primeros cuatro meses del embarazo. Duerme de lado con dos almohadas abajo de la cabeza. Come comidas que den energía por más tiempo. Por ejemplo queso, cereal, manzana, tortilla, arroz y frijol duran más tiempo en tu cuerpo que el chocolate y el refresco de cola. No permanezcas de pie por largos períodos de tiempo.

AGRURAS E INDIGESTION

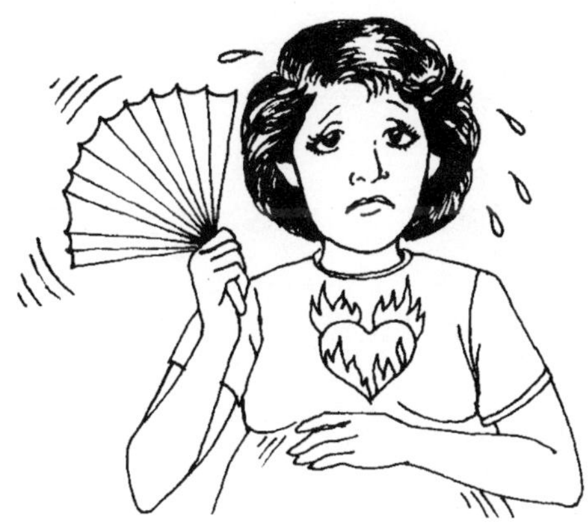

Otra vez tu matriz te causa problemas por estar empujando tu estómago hacía arriba. Tu estómago se vacía más lentamente ahora y puede causar subir la acidez estomacal a tus anginas. Esto no se siente ni sabe bien.

Sugerencias:

Evita comer mucho y con muchas especias antes de dormir. A veces ayuda el tomar pastillas anti-ácidas como "Tums". Duerme con dos o tres almohadas para no dormir plana. ¡ El verdadero remedio para tus agruras es el nacimiento de tu bebé!

PRECAUCION: No uses bicarbonato porque tiene mucha sal y te provocará que tu cuerpo retenga más líquido y dará como resultado que se te hinchen los pies y tobillos.

DOLOR DE CABEZA

No hay causa conocida para los dolores de cabeza durante el embarazo, pero son muy comunes, especialmente en los primeros tres meses.

Sugerencias:

1. Acuestate a descansar con una toalla fría y mojada en la frente.

2. Bebe un vaso de leche tibia.

3. Haz algunos ejercicios de relajamiento que aprendes en tu clase de preparación para el parto.

PRECAUCION: No tomes ninguna medicina en los primeros tres meses de tu embarazo a menos que te la recete el médico/partera. Nadie sabe con seguridad los efectos de la medicina al principio del embarazo. Después de los primeros tres meses puedes tomar Tylenol, pero no aspirina, porque retarda la coagulación de la sangre.

LOS HEMORROIDES

Las bolitas hinchadas, adoloridas y moradas que tal vez tengas en tu área vaginal y rectal son llamadas hemorroides. El estreñimiento y la presión que hace tu matriz pueden causarte hemorroides. Generalmente este problema desaparece después del parto.

Sugerencias:

Evita el estreñimiento. No permanezcas parada ni sentada por largos períodos de tiempo. El baño de asiento en agua tibia ayuda a estas región hinchadas y adoloridas.

El Insomnio

Periódicamente durante tu embarazo te darás cuenta que algunas veces es difícil dormir. Nadie está seguro del porqué de este problema pero la cafeína puede ser una causa. Tu cuerpo no elimina la cafeína tan rápidamente como cuando no estás embarazada. Deja de tomar el café, refrescos de cola y té por unos días para ver si eso ayuda.

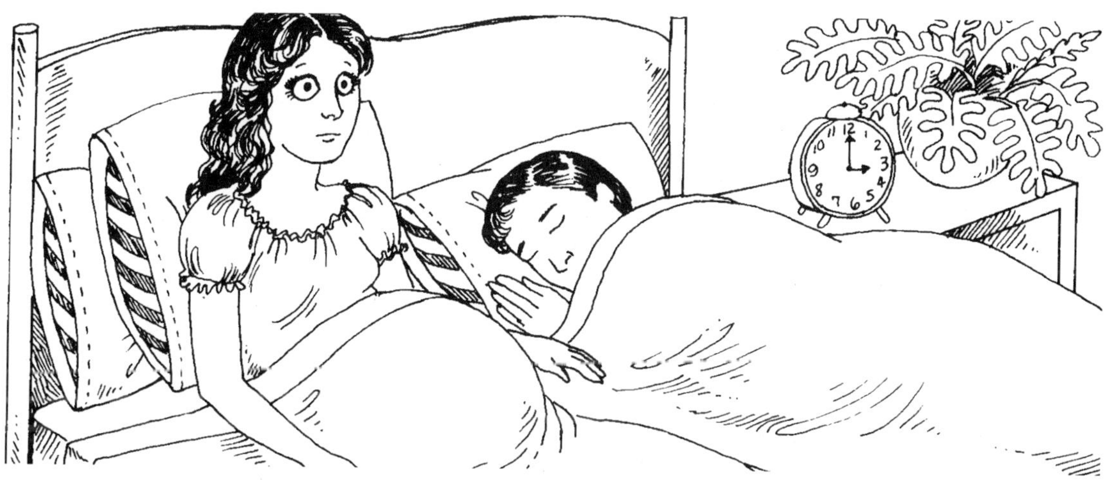

Sugerencias:

1. Tómate un baño tibio.

2. Toma un vaso de leche tibia. Esta produce un efecto calmante.

3. Intenta unos ejercicios de relajamiento.

Calambres en las Piernas y la Ansiedad

¡ Tu mente está lista para dormir pero tus piernas están inquietas! Tus piernas se mueven y brincan frecuentemente. Permaneces despierta por horas tratando de calmarlas. Justo cuando te quedas dormida (¡ y en medio de tu sueño con Julio Iglesias!) te da un calambre en la pierna. ¿ Cuál es el problema?

Durante el día tu abdomen pesado empuja el peso hacia adelante y estira los músculos en la parte de atrás de las piernas. Cuando termina el día esos músculos están muy estirados y provocan la inquietud y los calambres. Esos músculos son como una liga de hule cuando estiras y sueltas la tensión.

Sugerencias:

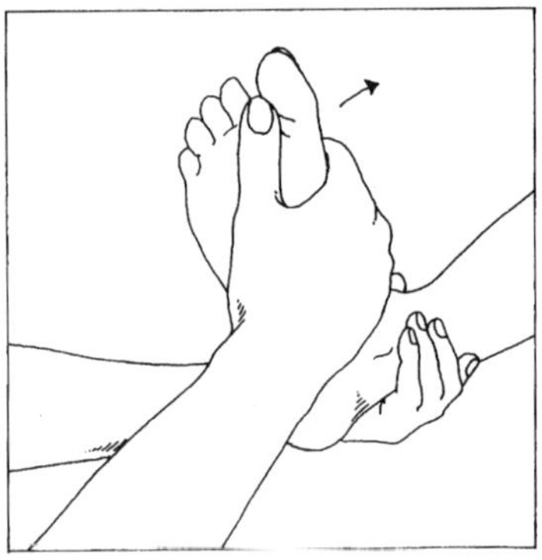

Los calambres de tus piernas pueden ser aliviados si tu esposo te ayuda y empuja la punta de la planta de tus pies hacia arriba (la punta de los dedos de los pies apuntando hacia tus rodillas) y que te ayude a mantener tus pies en esta posición por un minuto o hasta que los calambres desaparezcan.

Tú puedes prevenir estos calambres si estiras los músculos de las piernas antes de dormir. Párate de frente a la pared apoyando las manos sobre la misma, a la altura de tu cabeza. Empieza a caminar lentamente hacia atrás tocando el piso con toda la planta de los pies hasta que sientes estirar los músculos atrás de las piernas. Debes de estirarlos suave y gradualmente, sin brincar. Un baño tibio en tina antes de que hagas ejercicios para estirar esos músculos te ayudará a relajarte. De todos modos, es una magnífica forma de terminar el día.

Ascos (Nauseas) y Vomitos

Generalmente los ascos empiezan en la sexta semana del embarazo y duran de seis a doce semanas. No se sabe qué los provoca y no hay forma de prevenirlos, tampoco hay forma de saber a quién le toca y a quién no. Los ascos pueden ocurrir a la hora que sea durante el día pero es más común en las mañanas y desaparecen en unas horas. Si no puedes parar el vómito o estás bajando de peso, llama al médico.

SUGERENCIAS:

1. Antes de dormir toma un producto lácteo como la leche o queso y un poco de fruta.

2. Mantén a un lado de tu cama galletas saladas para que las comas en la mañana antes de levantarte.

3. Come poco pero frecuentemente. Evita las comidas pesadas y grasosas.

PESADILLAS

Es muy común tener pesadillas durante el embarazo. En los principios del embarazo los sueños son acerca de bebés deformes y abortos. En los últimos meses del embarazo los sueños son acerca del trabajo de parto y el nacimiento. Tus temores aparecen en tus sueños. Cuando te despierta una pesadilla, dile a tu esposo que te abrace y platícale todo tu sueño.

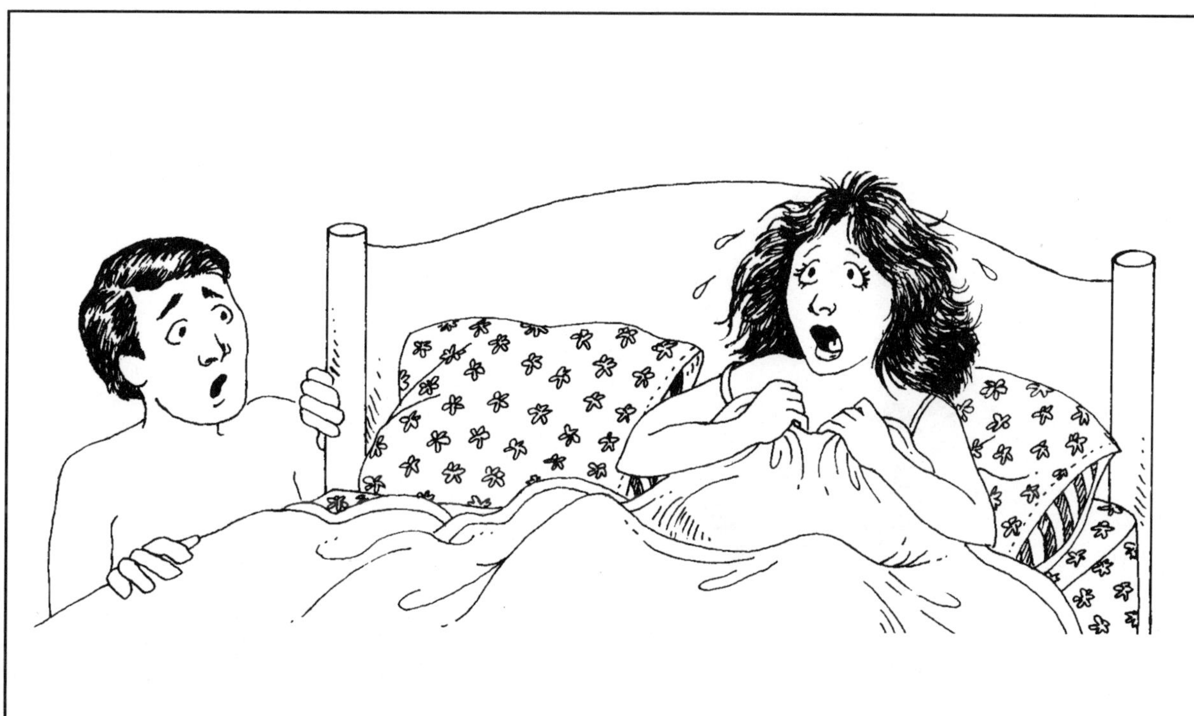

Lugares del Cuerpo Con Problemas Mas Communes Durante El Embarazo

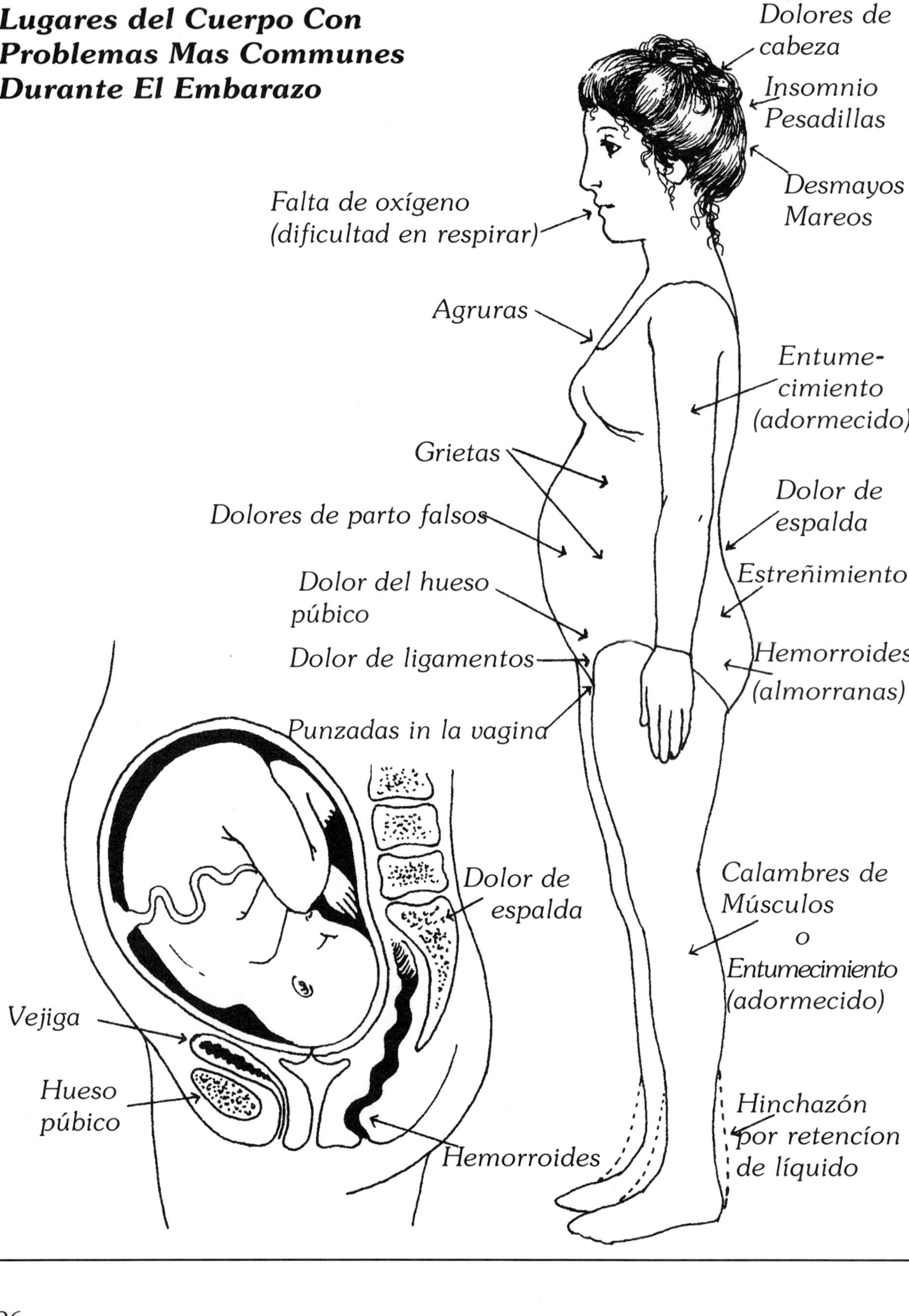

Sangrado de Nariz

Sangrado de nariz son muy comunes. Esto es lo que puede hacerse:

Sugerencias:

1. Aprieta la nariz con firmeza con los dedos por cuatro o cinco minutos.

2. Permanece sentada.

3. No pongas tu cabeza hacia atrás. La sangre puede bajar por tu garganta y hacerte sentir enferma del estómago.

Brazos y Piernas Adormecidos

Algunas mañanas al despertar tú puedes sentir hormigueo en los brazos. Cuando te levantas de la cama parece que tus piernas no te van a soportar. ¡ No tienes ninguna enfermedad horrible! Es sólo el peso del bebé que presiona. Deja que tu cuerpo despierte poco a poco antes de levantarte de la cama.

Dolor en la Ingle ("Pubic Symphysis")

Durante el embarazo la cadera y el cóccix se mueven fácilmente. Los huesos tal vez se separen un poco. Por eso el estar inflamado y con algo de dolor es muy común.

Sugerencias:

Acuéstate y eleva los pies. Esto te ayudará temporalmente a quitar la presión en los huesos.

Costillas Adoloridas

En el octavo mes de tu embarazo tú puedes sentir dolor en las costillas porque la parte superior de tu matriz llega justo a la orilla de las costillas. Esta presión da la sensación de estar estirando las costillas o de adolorido.

Sugerencias:

Te ayuda si levantas los brazos arriba de la cabeza y te estiras.

Dolor de los Ligamentos de la Ingle

Los ligamentos (el soporte de tu matriz), se estiran conforme tu bebé crece. Tú puedes sentir una presión intensa que dura por horas o aún por días. Te sientes como si te estuvieras desfondando. Este dolor es más común en el quinto y el octavo mes del embarazo.

Sugerencias:

En la cama y en una posición semi-sentada pidele a alguien que detenga tus tobillos. Dobla las rodillas y levanta la cadera de la cama. Este ejercicio se llama "la carretilla". Inténtalo varias veces al día y te ayudará a aliviar la presión.

Punzadas en la Vagina

La presión en los nervios causa este malestar. Sientes como punzadas o aguijonazos en la vagina. Recostándote sobre tu lado izquierdo tal vez ayude.

Grietas ("Stretch Marks")

Las grietas son aquellas líneas blancas en la piel de tu abdomen o pechos. La piel se está estirando de adentro hacía afuera. No puedes evitarlo. Por lo tanto, no gastes tu dinero en cremas. Las marcas desaparecen después de nacer tu bebé.

Flujo Vaginal

Un incremento en el flujo vaginal es normal durante el embarazo si es claro y sin olor. Si el flujo es blanco, espeso y da comezón puede ser una infección que no es seria pero necesita ser tratada. Llama a tu médico para que te revise.

Várices en las Piernas y en los Labios de la Vagina

Es común tener várices durante el embarazo. Esto resulta por el peso tan grande de la matriz sobre las venas.

SUGERENCIAS:

No permanezcas sentada ni parada por períodos largos de tiempo. Descansa cuando puedes y eleva los pies. También ayuda el uso de medias especiales para las piernas.

PERDIDA DE ORINA AL ESTORNUDAR O TOSER

Con el peso del bebé presionando la vejiga, tú puedes tener dificultades en retener la orina cuando estornudas o toses. El siguiente ejercicio llamado "Kegel's" te ayudará a fortalecer el músculo que controla la salida de la orina. Este ejercicio es también una preparación buena para el trabajo de parto y además ayuda a sanar los tejidos si es que te cosen (puntadas) cuando nace tu bebé. También se cree que este ejercicio hace más satisfactorias las relaciones sexuales por hacer que éste músculo se apriete.

SUGERENCIAS:

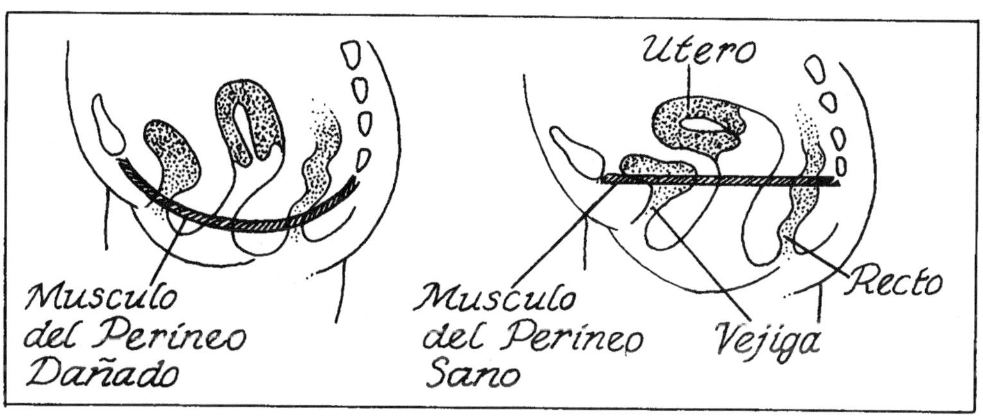

Aprieta o contrae el músculo de la vagina como si estuvieras tratando de aguantar las ganas de orinar. Cuenta hasta diez y después relájate por unos segundos. Repite este ejercicio diez veces, varias veces al día.

INFECCION DE LAS VÍAS URINARIAS

Si sientes ardor al orinar y solamente puedes orinar un poquito cada vez y te sigues sintiendo llena, tal vez tengas una infección de las vías urinarias. Si esta infección no es tratada puede resultar en síntomas de parto prematuro. Llama a tu médico si piensas que tienes una infección.

5

NUTRICION Y AUMENTO DE PESO

¿QUE ES UNA BUENA DIETA?

Una buena dieta tiene el balance correcto de tres cosas: carbohidratos, proteínas y grasas. Aquí te decimos qué es lo que hacen a tu cuerpo.

¡ **Los carbohidratos** son comidas de amor y odio! Los amas pero después de comerlos te odias. Pero esto no es necesario, porque los carbohidratos de la clase correcta son realmente buenos para tí. Los carbohidratos son como la gasolina en tu coche. Son el combustible más eficiente para tu cuerpo. Los carbohidratos deben de constituir al menos el 50% de tu dieta. Hay dos tipos de carbohidratos:

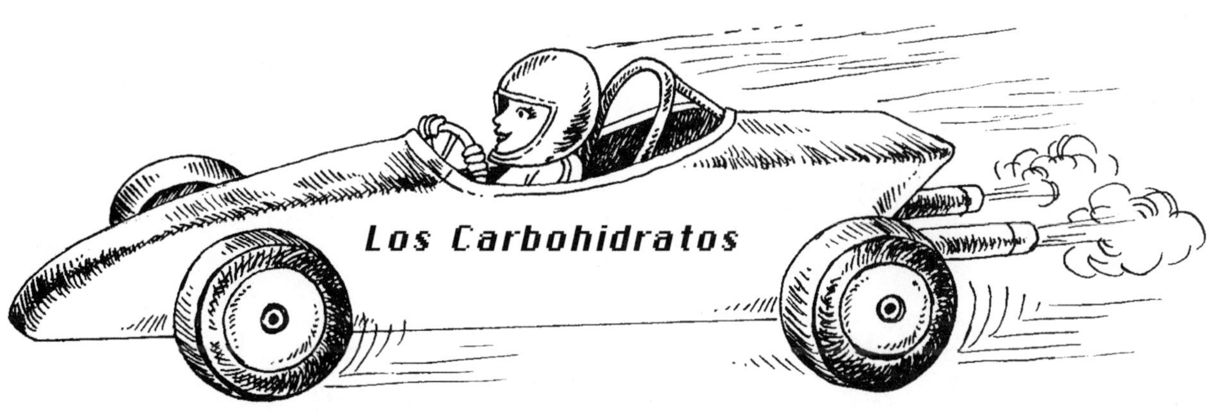

Los Carbihidratos son como la gasolina en tu coche.

CARBOHIDRATOS

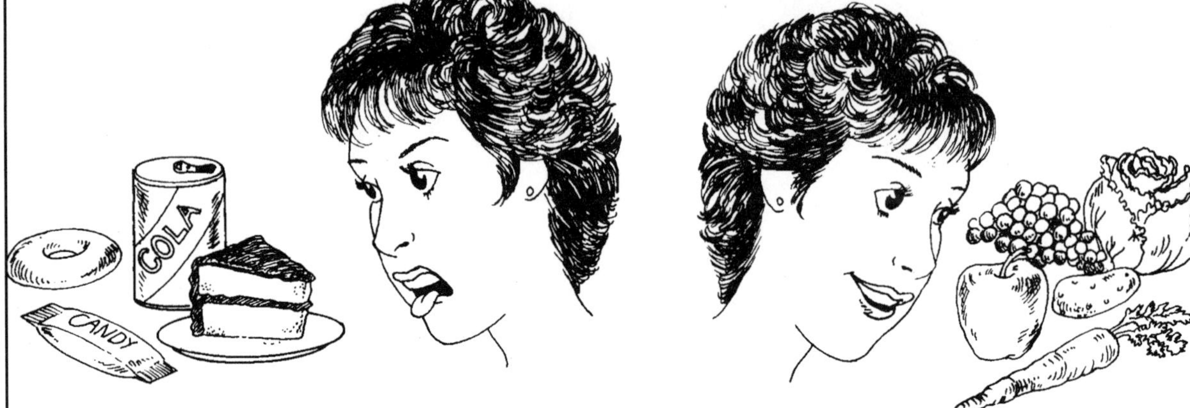

Carbohidratos Malo	Carbohidratos Bueno		
dulces	fruta	cereal	pan
refrescos	verdura	tortilla	pasta
pastel	jugo	arroz	papa
		frijol	

Dulces, refrescos y pasteles son calorías "vacías". Estas son las comidas que dan su mala fama a los carbohidratos. Las otras comidas son saludables, nutritivas y sirven como buen combustible para tu cuerpo.

Las proteínas son los "carpinteros" de tu cuerpo. Su trabajo principal es el de construir y reparar los tejidos. Te mantienen completa. Se pueden usar las proteínas como combustible para el cuerpo en una emergencia, pero no son muy eficientes. Los carbohidratos son como la gasolina "extra" y las proteínas son como la gasolina "regular". Tu carro funciona usando la gasolina "regular", pero no tan bíen como cuando usas la gasolina "extra". Las proteínas deben de constituir aproximadamente el 20% de tu dieta. Una dieta muy alta en proteínas hace que tus riñones trabajen tiempo extra y te podrías sentir aletargada (cansada).

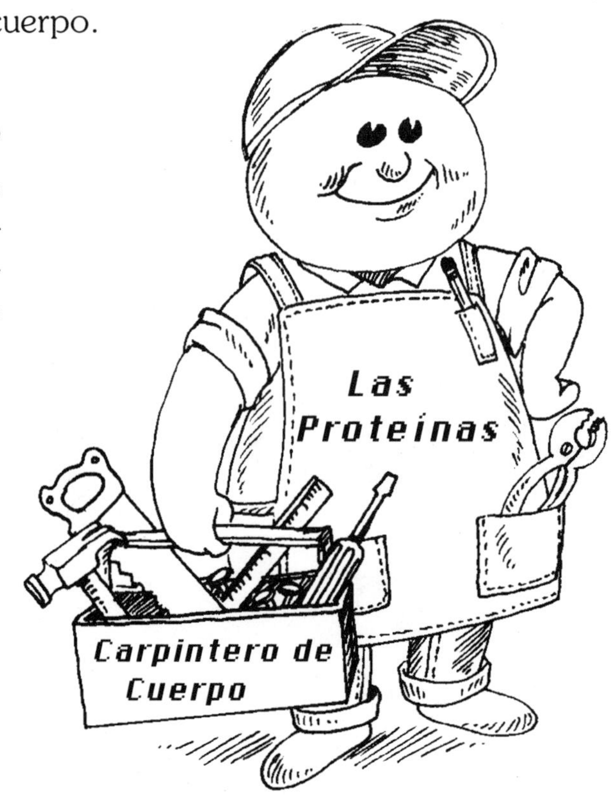

La grasa es importante en tu dieta. Da más sabor a tu comida y te ayuda a absorber ciertas vitaminas. Es el tanque de reserva de combustible en tu cuerpo. ¡ Demasiada reserva puede dar como resultado las "llantitas" en la cintura! La grasa debe de formar el 30% o menos de tu dieta.

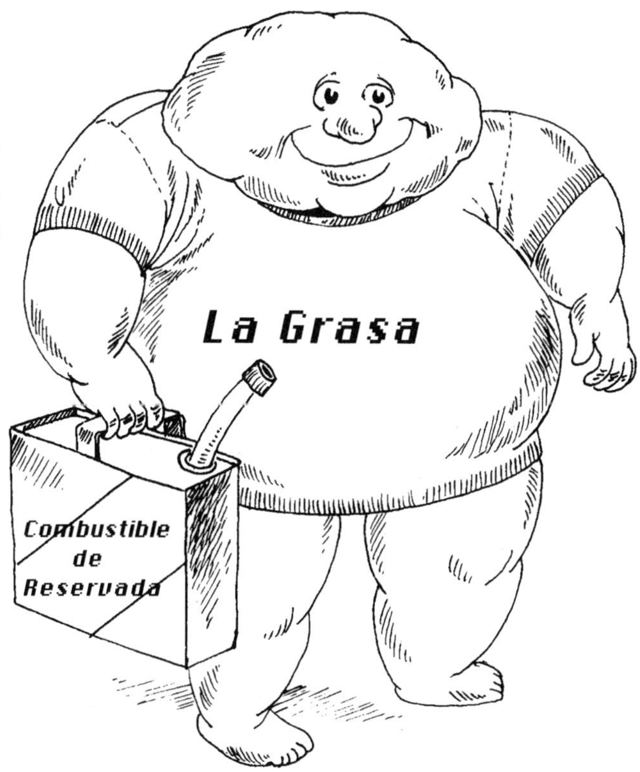

Proteínas	**Grasas**
Carne	Manteca
Leche	Mantequilla
Frijol	Crema
Huevo	Mayonesa
Queso	Aceite

La dieta latina tiene todo lo necesario para mantener bien el cuerpo con el motor bien afinado y con la cantidad adecuada de grasa en reserva cuando tu tanque esté vacío completamente. La clave es el balance.

¿Comiendo Para Dos?

Realmente estás comiendo para una y media persona durante el embarazo. Aparte de la dieta balanceada necesitas calorías extras, proteínas y una gran cantidad de calcio para hacer crecer a tu bebé sano y para mantener las necesidades de tu cuerpo.

Las calorías. Necesitas 300 calorías extras diarias para ayudar a crecer a tu bebé. La mayoría de las mujeres necesitan un total de 2,200 a 2,400 calorías al día.

La proteína. Necesitas más proteínas durante tu embarazo. Necesitas un total de 70 gramos de proteína cada día. Por ejemplo:

FUENTES DE PROTEINAS

leche (4)	8 onzas	60 gramos (gms)
crema de cacahuate	7 cucharadas	26 gms
frijol	1/2 taza	23 gms
pollo	7 onzas	40 gms
hamburguesa	1/2 libra	21 gms
atún	1/2 taza	28 gms

Como puedes ver aquí, hay algunas fuentes económicas de muy buena proteína. El ganador obviamente es el frijol. El frijol y la tortilla de maíz hacen una combinación muy buena de proteínas. La mayoría de las dietas contiene más que suficiente de proteínas.

El calcio forma los huesos y los dientes fuertes. Necesitas 1,200 miligramos de calcio cada día durante el segundo y tercer trimestre del embarazo. Si no obtienes suficiente calcio durante el embarazo, el bebé lo tomará de tus huesos. Más adelante en tu vida podrías tener problemas serios tal como la osteoporosis que sucede cuando se ablandan los huesos. Los huesos así se rompen fácilmente.

Hay muchas fuentes de calcio (vee el apéndice 2) pero la más fácil y barata es la leche. Tomar de 3 a 4 vasos de leche cada día (de 8 onzas cada uno) te da todo el calcio que necesitas. El yogurt y el requesón también son buenas fuentes de calcio.

A muchos adultos no les gusta la leche o la leche les hace mal. Si toman leche o productos lácteos les produce gases y cólicos. Esto se llama "intolerancia [illegible]tosa". Hay varias soluciones a este problema.

Si a tí te gusta la leche, pero te causa problemas intestinales, puedes comprar "Lactaid". Esta es leche que ya no contiene lactosa (azúcar de leche). Sabe a leche todavía, pero no causa problemas intestinales. También puedes comprar "Lactaid" en una farmacia y agregársela a la leche normal.

Si odias la leche y no la tomarías ni por todo el dinero del mundo, entonces puedes comprar un antiácido llamado "Tums". Son tabletas que contienen 500 mg. de calcio en cada tableta. Es una fuente de calcio muy económica.

Las vitaminas y los minerales son importantes porque te ayudan a absorber los nutrimientos de los alimentos que comes. Funcionan en tu cuerpo como la levadura funciona en el pastel. Si pones todos los ingredientes en el pastel menos la levadura, no se esponja el pastel. La levadura es necesaria...y lo mismo con las vitaminas y los minerales. Tu cuerpo necesita los nutrimientos de lo que comes, pero si faltan las vitaminas y los minerales no puedes absorber los nutrimientos. Esta es una buena razón para evitar las calorías "vacías"...la comida con muy poca vitamina y casi nada nutritiva.

Aumento De Peso

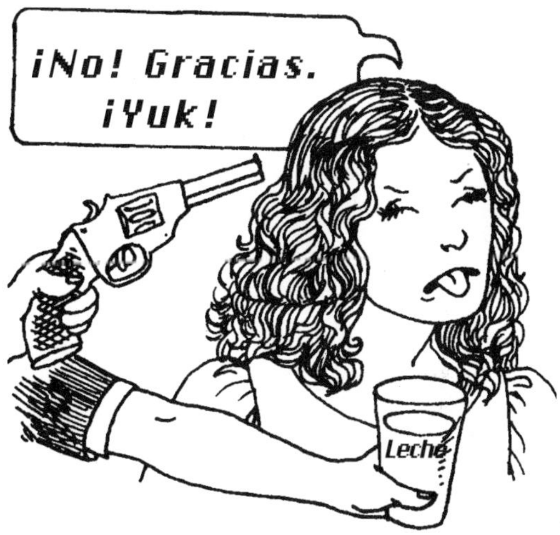

Aún si pesas de más, necesitas aumentar de 26 a 30 libras durante tu embarazo. Se necesitan calorías extras para hacer crecer a un bebé y para satisfacer tus necesidades alimenticias. Podrás bajar de peso después del nacimiento de tu bebé. Lo ideal en el embarazo es el aumento de peso lento y constante. La forma de hacer esto es sencilla. Debes de haber ganado de 2 a 4 libras para el final de la doceava semana, dependiendo de las náuseas que tienes. Después debes de subir 3/4 de una libra por semana para el resto del parto (28 semanas). Si subes 6 libras o más por mes, es demasiado. Si subes menos de 1/2 libra en un mes, es muy poco. La siguiente gráfica te muestra dónde va el peso.

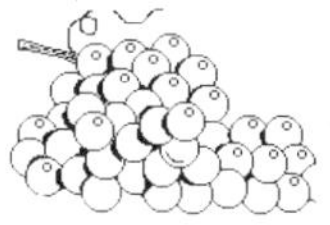

REQUERIMIENTOS PARA UNA DIETA DIARIA

Productos Lácteos
Porciones = 4

leche semi-descremada, leche descremada, nata, queso, requesón, malteada, pudín, flan, helado, yogurt.

Carne Y Otras Alternativas
Porciones = 3

aves, pescado, res cordero, puerco, chicharas secos, frijol, frito, nuez, salchicha crema de cacahuate

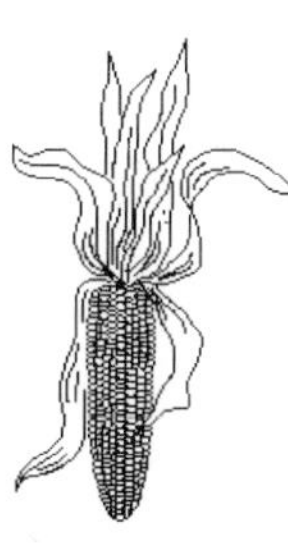

Frutas y Vegetales
Porciones = 4

chabacano , germinado de soya, brócoli, col de Bruselas, col, melón, zanahorias, coliflor, pepino toronja, ejotes, chícharos, espinaca, lechuga, champiñones, naranja, durazno, fresas, jitomate, manzana, plátano, fruta enlatada, elote, pera, papa, aquacate, fruta seca, camote

Pan y Cereal
Porciones = 4

pan integral, pan de grano, bollos panecillo, tortillas, arroz, cereales "pancakes", macarrón, espageti, bollos, biscocho de maiz

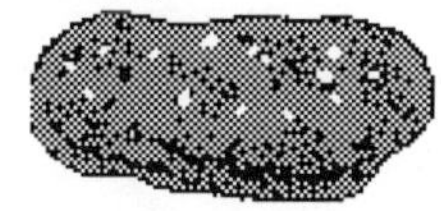

Ve ejemplo de menú (Apéndice 2)

Productos del embarazo

Componente	Libras	Kilos
Bebé	7.5	3.4
placenta	1.0	.45
fluido amniótico	2.0	.90
matriz (crecida)	2.5	1.13
tejido del pecho (incrementado de peso)	3.0	1.36
incremento en el volumen de sangre	4.0	1.8
	24 a 28	10.9 a 12.7

Durante el segundo trimestre, el volúmen de sangre, la matriz y los pechos aumentan de peso. La Madre Naturaleza deposita grasa extra sobre tu cadera y tus piernas en preparación para amamantar al bebé y para emergencias. El limitar tus calorías no lo prevendrá ni lo eliminará. Esto durará lo largo de tu embarazo.

En el tercer trimestre, el peso extra va para el bebé. Las células cerebrales y los órganos del bebé se maduran en este tiempo. Es importante que tu bebé aumente de peso durante este período. Los bebés que pesan de 6 1/2 a 8 libras al nacer son más sanos. Los bebés que nacen bajo de peso tienen un índice más alto de nacer muertos, de muerte en la infancia, desarollo lento o inteligencia baja. Come bien por el futuro de tu bebé.

Podría ser que no bajes de peso tan rápidamente come quisieras después del parto. Tu cuerpo tarda en distribuir bien ese peso extra. ¡ Te tomará algunos meses o más para recuperar tu cuerpo de estrella de cine! Cruza los dedos. Si amamantas a tu bebé bajarás de peso más rápidamente.

Δ

6

TRABAJO Y JUEGO

Junto con todos los otros ajustes que has tenido que hacer, tal vez te estás preguntando si deberías hacer algunos cambios en tu trabajo o en tu rutina diaria. ¿ Debes de renunciar a tu trabajo, seguir tus entrenamientos, seguir con tu rutina diaria, o debes de convertirte en una frágil flor y retirarte de toda actividad física?

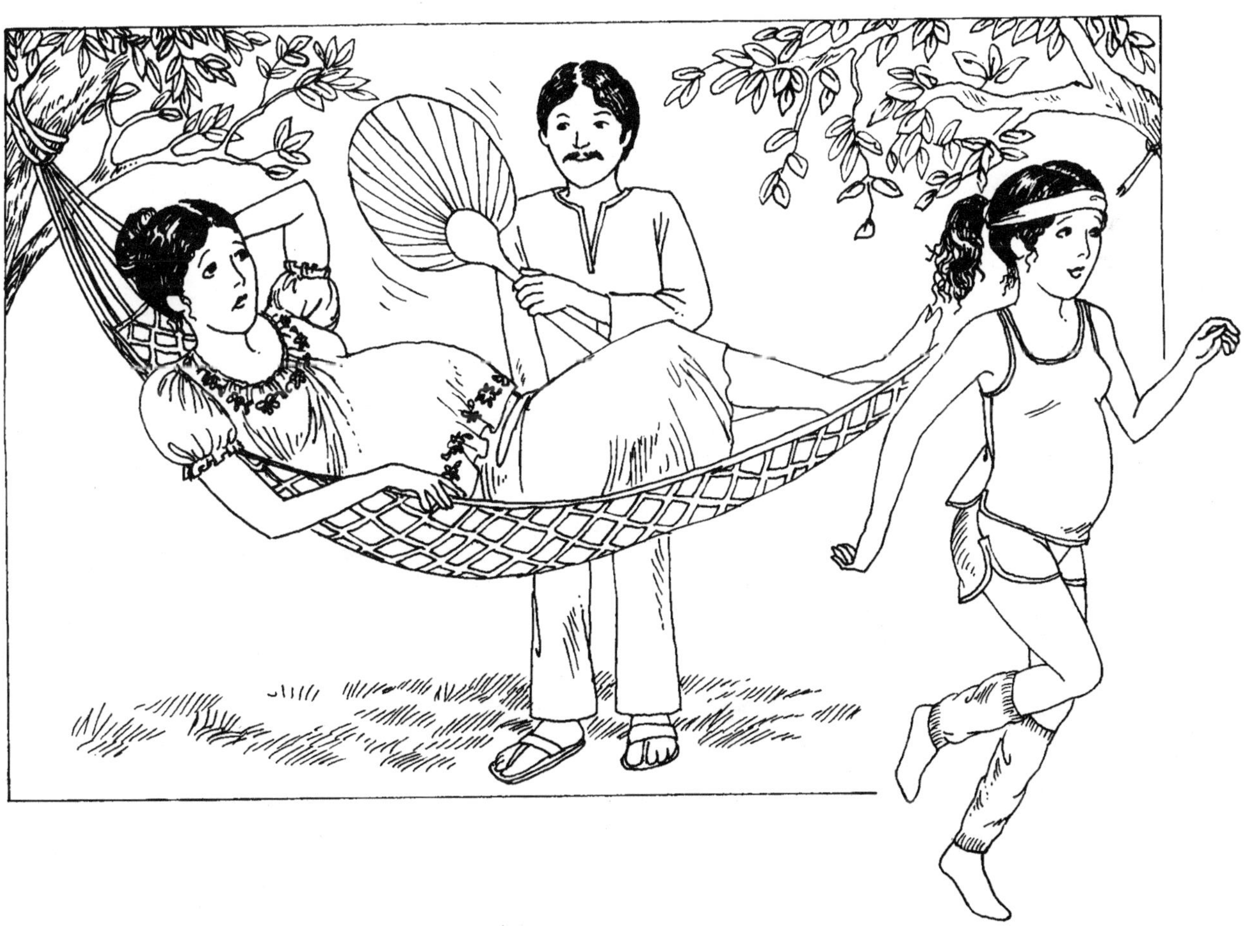

Trabajo

Tú puedes trabajar hasta el momento del parto si tu embarazo permanece sin complicaciones y tu trabajo no te requiere estar cerca de químicos peligrosos o te demanda realizar ejercicios físicos fuertes tales como subir a alturas difíciles o levantar cosas pesadas. Si eres una mujer que practica la lucha libre, escala montañas, o es torera, tienes que retirarte de esas actividades hasta el nacimiento de tu bebé.

Después de que tu bebé nace, te toma aproximadamente 6 semanas para recobrarte emocional y físicamente. Es recomendable el retrasar tu regreso al trabajo durante este período de tiempo si puedes arreglarlo. Necesitas el tiempo para emparejarte en tu sueño y establecer una buena rutina con tu bebé.

La moderación es la clave para la actividad física, así sea ejercitándote o limpiando la casa. Este no es el tiempo para decidir a "estar en forma" y empezar ejercicios más extenuantes de lo que puedes hacer. Si sientes la necesidad de ejercitarte, ve el programa de danza aeróbica en la televisión o asiste a "jazzercise". Haz los ejercicios de calentamiento pero aléjate de las partes de brincos extenuantes, si no los has hecho antes de tu embarazo. Prueba los ejercicios en la sección "Apéndice" de este libro. Estos están diseñados para la mujer embarazada, así que no son muy extenuantes, pero te mantienen en forma y estiran y fortalecen tu cuerpo. El caminar es también un ejercicio excelente para la mujer embarazada. Te saca al aire fresco, es seguro, y te hace sentir bien.

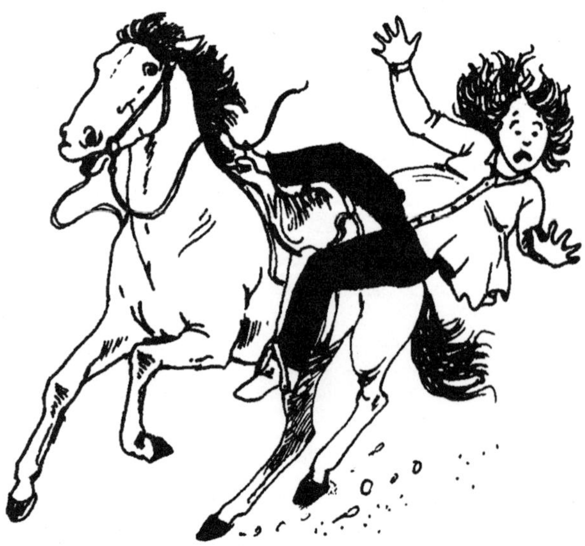

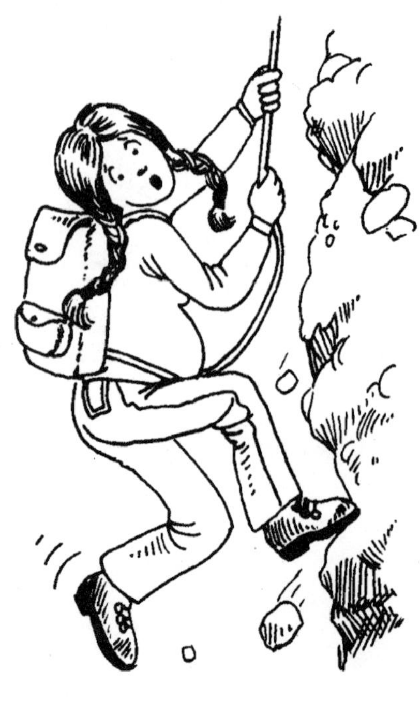

Viajes

El realizar viajes largos en los primeros 6 meses del embarazo generalmente es seguro. Durante los últimos 3 meses, deberías discutir con tu médico cualquier viaje de larga distancia que tengas planeado. Necesitas pensar en qué podrías hacer si entras en labor de parto en un lugar extraño donde no tengas un médico. Tal vez no valga la pena el viaje.

Durante el embarazo estás más susceptible a coágulos de sangre en tus piernas debido a largos períodos de estar sentada. Si viajas por carro, planea parar cada hora para estirarte y caminar un poco, para hacer que te circule la sangre correctamente otra vez. Si el asiento trasero está vacío, lleva una almohada y recuéstate sobre tu costado por 20 minutos cada vez. Esto te ayudará a evitar que se te hinchen los pies y rodillas.

Adondequiera que viajes por carretera, ¡¡¡ Usa **tu cinturón de seguridad de tres puntos!!!** Asegura tu cinturón inferior sobre tus piernas. La mitad de las heridas en accidentes de carro a mujeres embarazadas pueden ser evitadas usando el cinturón de seguridad.

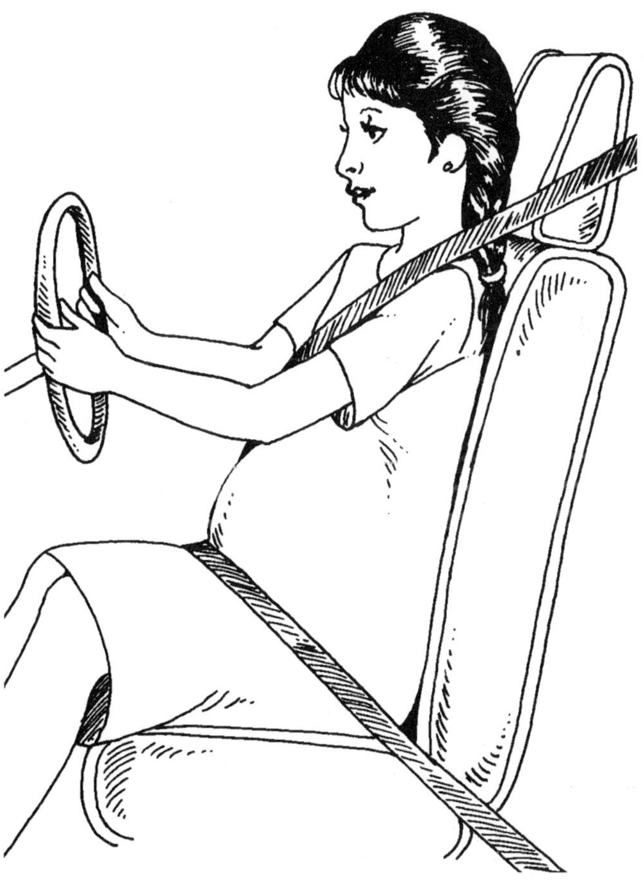

Las aerolíneas han cambiado sus restricciones en lo referente a mujeres embarazadas en los vuelos nacionales. Aún si te encuentras cerca del momento de tu parto, la mayoría de las aerolíneas te permitirán volar con ellas. Viajes a través del océano son otra cosa. Si tienes planes para viajar a lugares exóticos, deberías checar con la aerolínea para ver si requieren de ti un certificado de tu médico. Durante tu último mes, tal vez requieran que tu médico u "otra persona calificada" vuela contigo a los "cielos amistosos".

7

USO DE DROGAS DURANTE EL EMBARAZO

LAS COSAS CORRECTAS

Todo mundo quiere un bebé sano con todas las partes de su cuerpo en el lugar correcto. Algunas drogas, está comprobado, causan defectos de nacimiento. Algunas otras no afectan al feto. Hay algunas, cuyos efectos sobre tu bebé que aún no nace, todavía son desconocidos. Se pensó alguna vez que la placenta actuaba como un filtro para proteger al bebé de substancias peligrosas. Actualmente se sabe que la placenta es sólo como una coladera...todas las cosas excepto las partículas grandes la atraviesan. El evitar todas las drogas durante el embarazo es lo ideal pero no siempre se puede. Sólo recuerda, que cualquier cosa que tomas, tu bebé lo toma también.

Demos un vistazo a algunas normas de sentido común. Hay tres categorias de drogas: drogas que se adquieren sin receta médica (OTC), drogas sociales, y drogas por prescripción médica.

DROGAS POR RECETA

Cuando necesites antibióticos durante el embarazo, estos te serán recetados por un médico. Las infecciones son potencialmente más dañinas que los antibióticos. La ampicilina y la penicilina son drogas seguras durante el embarazo. Evita la tetraciclina, la cual mancha los dientes del bebé que están en desarrollo.

DROGAS QUE SE ADQUIEREN SIN RECETA MEDICA ("OTC")

Evita todas las medicinas durante el primer trimestre, excepto esas recetadas por tu médico. No uses ningúna medicina que puedes comprar sin receta médica. No vale la pena tomar el riesgo de afectar a tu bebé.

Aquí mostramos un resumen de algunas de las drogas más comunes que se pueden adquirir sin receta médica (OTC) y los efectos que producen.

Drogas Que Se Deben De Evitar

Aspirina	Retarda la coagulación de la sangre de la mamá y del bebé
Antiácidos	"Bromoseltzer", "Alka Seltzer", "Fizrin", tienen un alto contenido de sal. "Bromo" contiene cafeína, y los otros dos contienen aspirina.
Medicina para Gripe o Resfriado	No ayudan. Es pérdida de dinero.
Medicina para la tos	La mayoría están hechas a base de azúcar y alcohol. Chupa un cara melo macizo y toma muchos liquidos. Si tu tos no se mejóra en una semana, llama a tu médico.
Diuréticos (pastillas para eliminar agua)	Puede cambiar tu balance químico. En lugar de tomarlos, recuéstate sobre tu lado izquierdo para reducir la hinchazón.
Laxantes	Tus intestinos necesitan ayuda, no dinamita (mira el capítulo de este libro llamado "Quejas Comunes" para ayudarte).

Drogas Consideradas Seguras	
Tylenol® **Datril®** **Tempra®**	Usala en lugar de la aspirina para dolor y fiebres leves.
Antiácidos	Tums® y Amphojel® pueden ser usados para aliviar las agruras. Tums® provee 500mg de calcio en cada tableta. Usalos con moderación. Puede provocarte estreñimiento.

Drogas Sociales

Alcohol es una droga que se desliza através de la placenta con facilidad. Especialmente en grandes cantidades, no es agradable para el desarrollo del bebé. En tiempos antiguos, fueron aprobadas leyes para evitar que los recién casados tomaran alcohol, y así no tuvieran niños con defectos de nacimiento. La cantidad exacta de alcohol que se necesita para dañar al bebé en desarrollo no es conocida. El beber 3 onzas o más de alcohol por día pone a tu bebé en alto riesgo de retraso mental y de defectos físicos("Fetal Alcohol Syndrome"). Si tomas 1 onza de alcohol o menos por día, el riesgo para tu bebé es menor, pero todavía existe. Una onza de alcohol equivale a 24 onzas de cerveza, 8 onzas de vino o dos bebidas mezcladas.

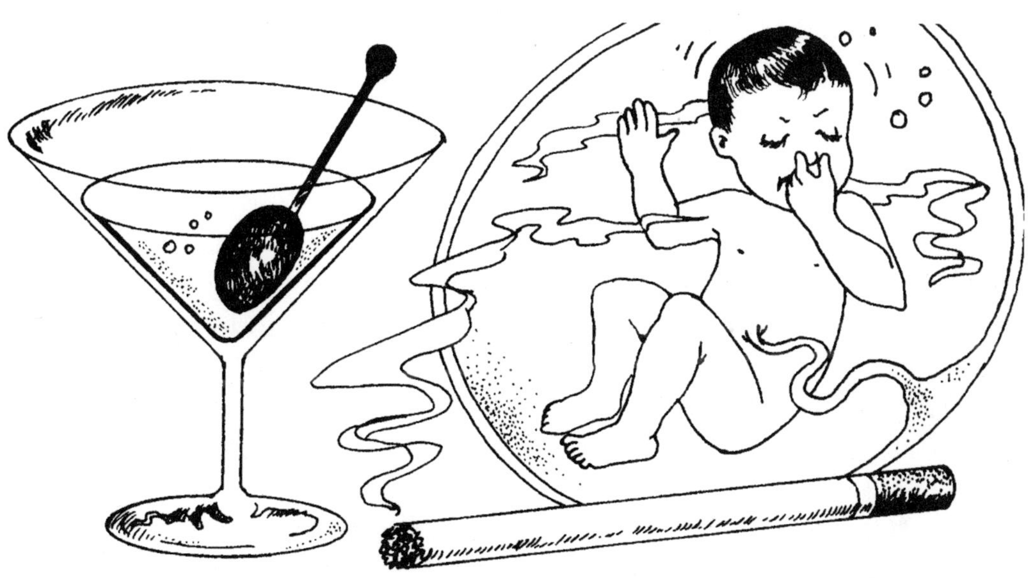

Fumar es muy dañino para los dos, tú y el bebé. El fumar provoca que tus vasos sanguíneos se contraigan, disminuyendo el fluido de sangre a tu bebé. Es lo mismo que privar a tu bebé de comida y oxígeno. El fumar inhibe tu habilidad para utilizar las vitaminas y los minerales que necesitas. Si tú no los estás obteniendo, tampoco los está obteniendo tu bebé. Las madres que fuman tienen una incidencia más alta de partos prematuros, partos con bebé muerto, abortos, bebés con defectos de nacimiento, y bebés que nacen con poco peso.

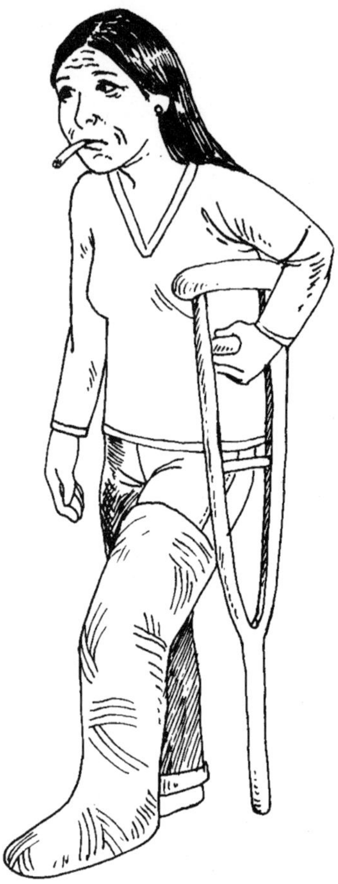

Aparte del cáncer a los pulmones y otros problemas respiratorios, el fumar te roba juventud y belleza...te salen arrugas y tus huesos se vuelven blandos. El calcio y la vitamina C no pueden ser absorbidos cuando fumas. Dale a tu cuerpo y a tu bebé un descanso. ¡¡Deja de fumar !!

Mariguana. Originaria del Asia Central hace 5,000 años. Los chinos, y varias culturas a través de los siglos, han usado la mariguana para curar muchas enfermedades que van desde el asma hasta las hemorroides. Tomó bastantes años para agarrarla como una droga de diversión.

Los efectos de la mariguana en el embarazo no están muy claros. Varias complicaciones del embarazo han sido asociadas con el uso de la mariguana durante el mismo; incluyendo bebés con características faciales anormales, abortos, bebés con peso bajo al nacer, bebés muertos al nacer, y bebés muertos antes de nacer. Los efectos que sientes con la mariguana son pasajeros, a tu bebé lo tendrás para siempre.

Cocaína. Sus efectos durante el embarazo y el desarrollo del bebé no están completamente comprendidos. Los efectos estimulantes de la cocaína podrían incrementar la posibilidad de aborto. También podría disminuir el fluido de sangre al bebé. Problemas de nutrición, comunes en los adictos a la cocaína, podrían afectar el desarrollo del bebé. Los bebés cuyas madres han sido adictas a la cocaína durante su embarazo tienen síntomas de adicción a la droga después del nacimiento...no es una manera muy divertida de empezar su vida.

Estimulantes (café, té, y refrescos de cola). La cafeína es un estimulante real para muchas personas. La cafeína se encuentra en el té, refrescos de cola, café, y en algunos medicamentos. Más de 5 o 6 tazas de café por día (600 mg de cafeína) han sido asociadas con bebés que nacen bajos de peso y un incremento en el índice de bebés que nacen muertos.

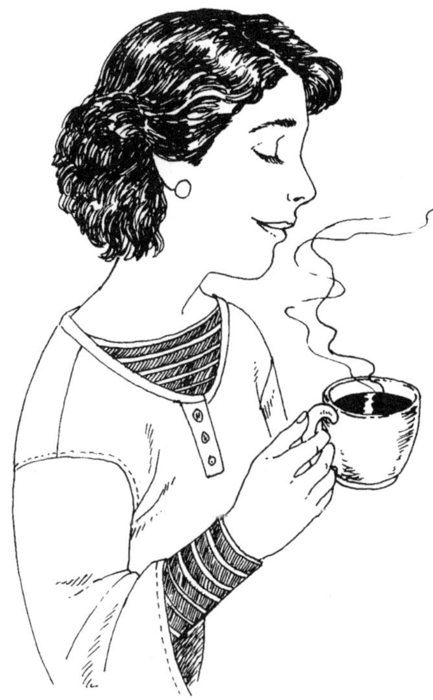

Si tú eres de la clase de persona que necesitas una taza de café por la mañana para que tu corazón comience a latir, y la segunda taza para hacerte despertar, lee estas buenas noticias. 400 mg de cafeína (de 2 a 3 tazas de café) por día durante el embarazo se considera seguro. Limita tu consumo de bebidas y medicamentos que contengan cafeína. Esta es una lista parcial de dónde encuentras la cafeína y sus cantidades en las mismas.

Café (taza de 5 onzas)	**Cafeína** (mg)
• regular, instantáneo	66
• café percolado	146
• sodas	40 (promedio)
Té	30
Drogas	
• **estimulantes** (pastillas dietéticas)	200
• **medicina para el dolor** (Excedrin)	130
• **diuréticos** (pastillas para perder agua)	200
• medicina para **gripe y resfriados**	30

Hay mucho que se desconoce en lo concerniente a las drogas y sus efectos en los bebés, pero no pases todo tu embarazo mordiendo tus uñas y teniendo pesadillas porque tomaste una aspirina o un vaso de vino. El hecho es que la mayoría de los bebés son sanos.

Drogas Durante el Amamantamiento

Cualquier droga que puedas tomar encontrará el camino a la leche de tus pechos, pero generalmente las cantidades son muy pequeñas y no tienen efectos en el bebé. Hay unas pocas drogas que te receta el médico que no puedes tomar mientras estés amamantando. Está segura de decirle a tu médico que estás amamantando antes de tomar cualquier medicina que te recete.

Δ

8

PARTO PREPARADO

Hace años la única preparación para el parto provenía de la futura abuela o de otras mujeres quienes ya habían tenido hijos. Las historias podrían ser espeluznantes. La información que recibía la mamá futura era una combinación de hechos mezclados con muchos mitos y conceptos erróneos. Han cambiado mucho las cosas a lo largo de los años y necesitas la información más reciente.

Como el tener un bebé es un proceso natural, te ayudará el saber qué es normal y natural. Es confortante saber que las cosas van tal como las planeamos.

¿Porque Tomar Clases De Preparacion Para El Parto?

Menos Ansiedad

Tienes todas las de ganar y nada que perder estar preparada antes de llegar al parto. Ocurre la peor situación posible cuando no estás segura de lo que está sucediendo. Tienes dolor y no sabes qué hacer. Tienes miedo, y si es problema el idioma, no puedes comunicarte con los que te están cuidando. Puedes sentir como si estuvieras en una montaña rusa...fuera de tu control y sin poder pararlo hasta el final. Te agarras fuerte y rezas para lo mejor...esta no es una forma buena para empezar la maternidad.

Menos Dolor

Tu cuerpo trabaja fuerte durante el trabajo de parto. Las clases te enseñan acerca del proceso normal del parto y cómo ayudar a tu mente y tu cuerpo trabajar juntos. El saber eso te da control y confianza. No estarás tan nerviosa y esto disminuye el dolor durante las contracciones.

Mas Divertido

Las clases son divertidas para tí y para tu esposo. Conocen a otras parejas que están esperando a su bebé cerca de la misma fecha que ustedes. Comparten experiencias y se apoyan unos a otros. Tu esposo u otra persona quién te va a ayudar aprende cómo ayudarte durante el trabajo de parto. Ellos no sienten miedo ni se sienten inútiles; saben qué tienes que hacer. No estás sola. Son un equipo.

Calmada y Tranquila

La maestra (o) les dará información acerca del hospital dónde nacerá tu bebé. Sabes de antemano qué esperar de los que te van a ayudar durante el trabajo de parto. Es un hecho; las mujeres quienes tienen a alguien con ellas durante el trabajo de parto tardan menos en él y usan menos medicina. Las mujeres que están calmadas, en control, y saben qué esperar tienen partos mas fáciles. Pregúntale a tu médico o llama al hospital cercano/ para averiguar dónde ofrecen clases de preparación para el parto en español. También puede haber clases por medio del distrito escolar en tu área.

No Preparada

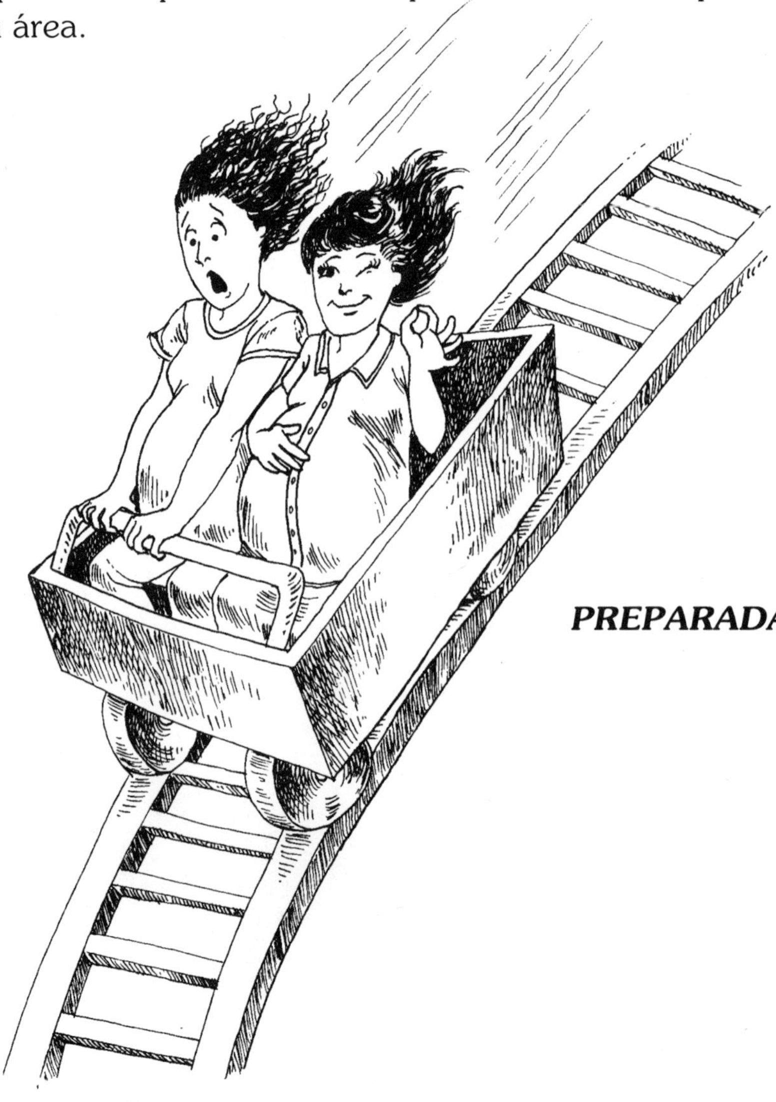

Preparada

9

DAR PECHO O MAMILA

El cómo alimentarás a tu bebé es una decisión importante. Es claro que dar pecho es más fácil, más saludable, y más barato. Las dos formas, tanto el dar pecho y el dar mamila, tienen sus ventajas y sus desventajas. Lee acerca de los dos métodos y decide cuál sea el mejor para ti y para tu bebé.

Dar Pecho

Ventajas : La leche de la madre es más suave para el estómago del bebé que cualquier otro alimento y además contiene protección contra infecciones. Si no puedes garantizar que el agua no esté contaminada, el dar pecho asegura la salud de tu bebé. Bebés alimentados con leche de la madre tienen menos enfermedades de cualquier tipo y son menos propensos a ser gordos. Dar pecho al bebé es muy conveniente porque no hay que dar vueltas en la noche preparando mamilas. La leche de la madre es gratis ¡ y viene en un paquete atractivo! Puedes guardar ese dinero para cosas que realmente necesitas.

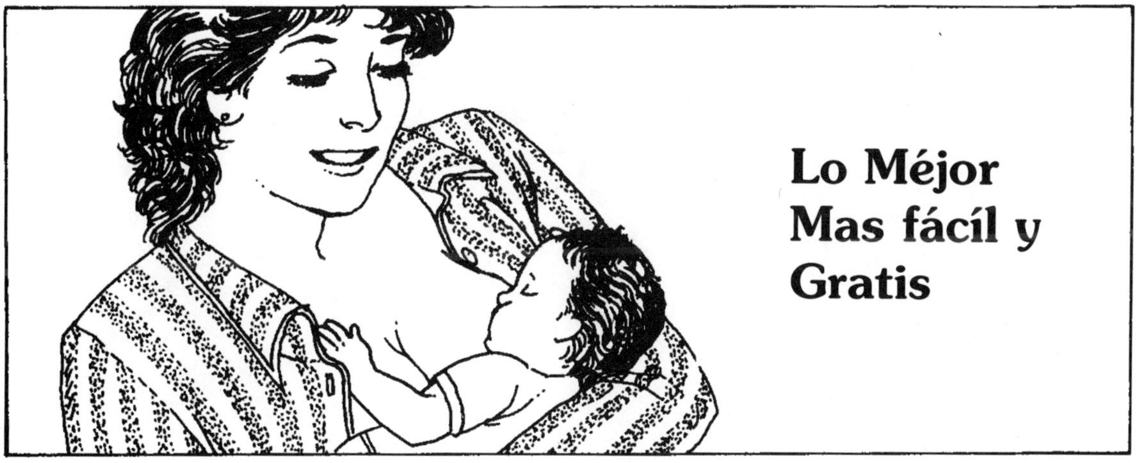

Desvantajas: Tú eres la única que puede dar pecho a tu bebé y esto puede ser problema a veces. Si tienes que salir o estar fuera, tendrás que sacar la leche de tus pechos antes de que se llenen y sea incómodo. La falta de apoyo y ayuda de parte de tu esposo y/o familia puede hacer una gran diferencia entre amamantar o no. Si tu esposo piensa que tus pechos son su propiedad exclusiva , tal vez no esté de acuerdo en compartirlos aunque sea con su hija. Platiquen entre ustedes de sus sentimientos acerca del amamantar. Tu satisfacción al amamantar aumentará si tienes el apoyo y la ayuda de tu esposo. Lee ahora el capítulo de "AMAMANTAR A TU BEBE" para tener la información correcta que te ayudará a tomar la mejor decisión.

DAR MAMILA

Ventajas: La mamila del bebé puede ser preparada por cualquiera, lo cual es la mejor ventaja. Papá, abuela o el resto de la familia pueden ayudarte cuando estás demasiado cansada o quieres salir. Siempre habrá alguien que puede alimentar a tu bebé a las dos de la mañana ¡ aunque probablemente no encuentres una cola de voluntarios esperando ayudarte!

Desvantajas: Si tú alimentas con mamila a tu bebé, debes usar fórmula para lactantes, **y no** leche de vaca. La leche de vaca hará de tu bebé irritable e inquieto porque es mucho más difícil de digerir. La fórmula contiene todas las cosas que harán a tu bebé crecer adecuadamente. La leche de vaca no lo hace así. Por ejemplo, tu bebé puede crecer anémico con la leche de vaca.

Los bebés que toman mamila tienen más problemas del estómago y del estreñimiento que los bebés que toman pecho. El problema más grande de tomar mamila es la sobrealimentación. La fórmula hace que los bebés doblen su peso de cuando nacieron en catorce a dieciséis semanas. Bebés gordos no son bebés sanos.

Recuerda que el abrazar y acariciar a tu bebé es más importante que la forma en que lo alimentarás (pecho o mamila).

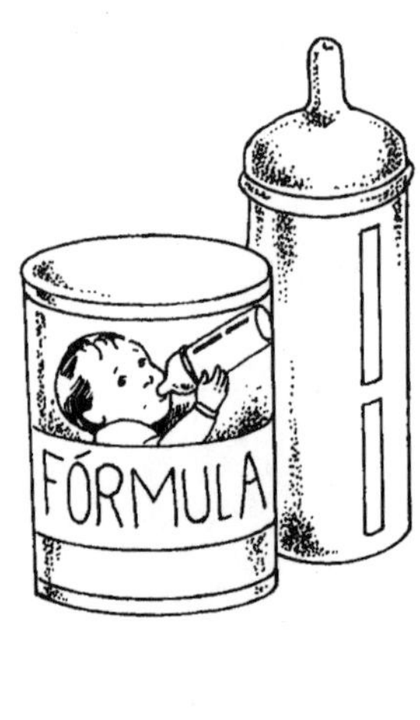

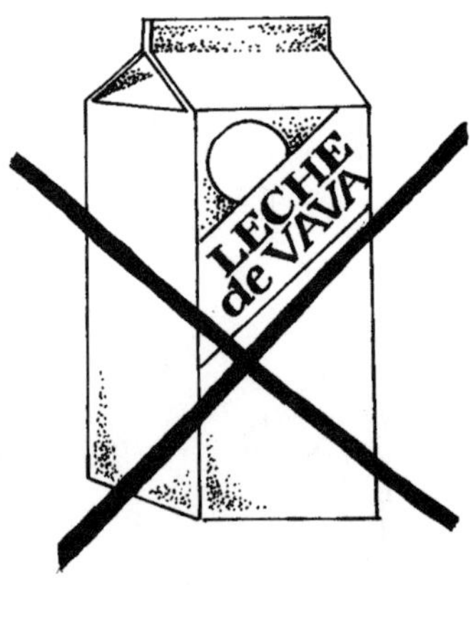

PARTE SEGUNDA

EL PROCESO Y PRECAUCIONES

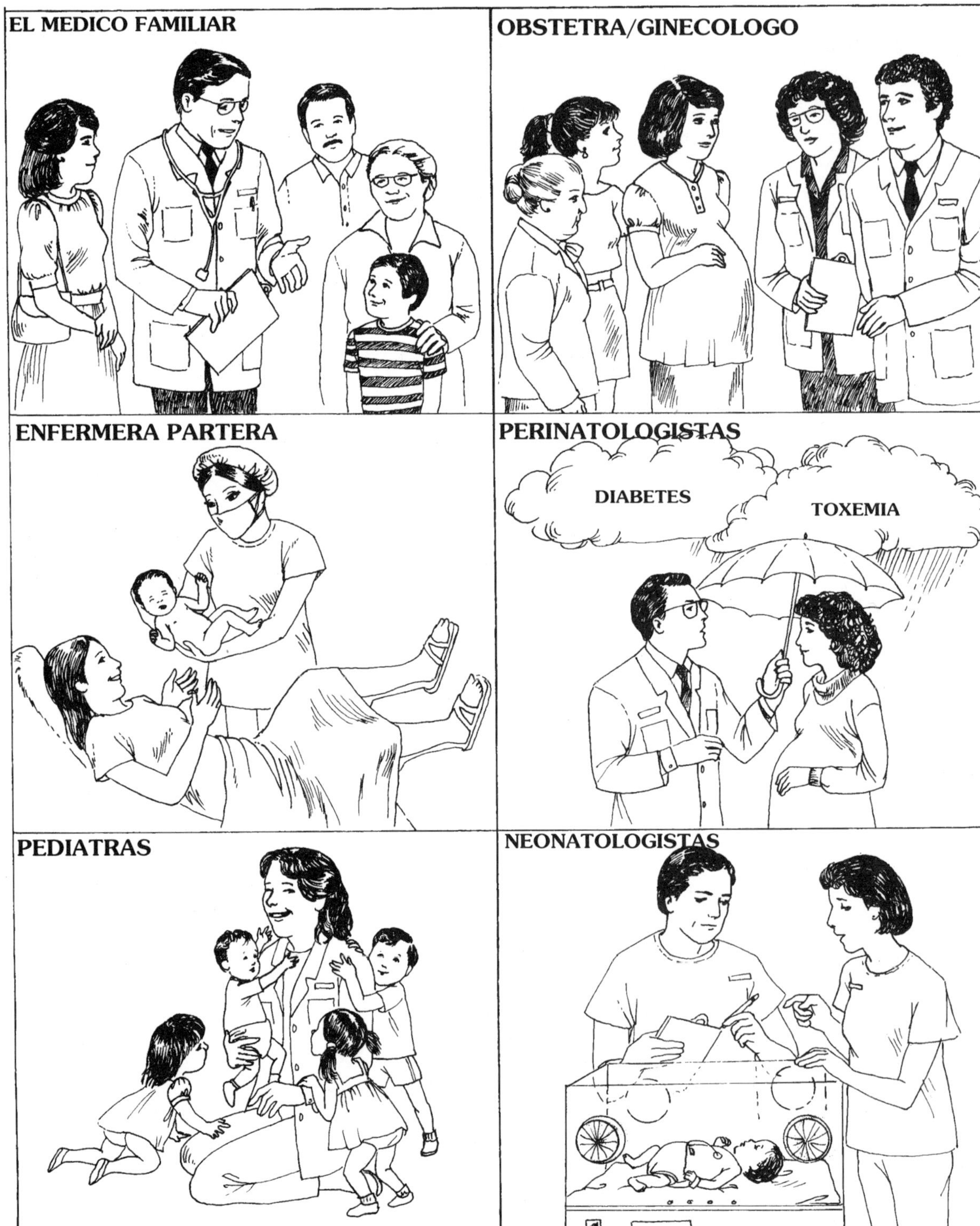
EL MEDICO FAMILIAR
OBSTETRA/GINECOLOGO
ENFERMERA PARTERA
PERINATOLOGISTAS
DIABETES
TOXEMIA
PEDIATRAS
NEONATOLOGISTAS

10

CUIDADO PRENATAL

¿ QUIEN HACE QUE?

Si te sientes confundida por las especialidades de las personas que pueden cuidar de tí durante tu embarazo, ésta es una explicación de lo que hace cada una de ellas.

El Médico Familiar

El médico familiar ofrece cuidado para toda la familia; algunos se hacen cargo de mujeres con embarazos sin complicaciones. Casi todos los médicos familiares se hacen cargo de los bebés recién nacidos normales.

Obstetra/Ginecólogo

El Obstetra/Ginecólogo es un médico especializado en mujeres embarazadas y en el manejo de problemas de sus órganos reproductivos.

Enfermera Partera Certificada (CNM).

La CNM es una enfermera registrada que ha recibido entrenamiento especial en el cuidado y parto de mujeres con embarazos sin complicaciones. La CNM tal vez trabaja con un médico en un hospital y/o en un centro para partos.

Partera

Algunas parteras tienen un entrenamiento formal, pero éste no es el caso siempre. Algunas veces su entrenamiento es adquirido através de otras parteras y aprenden por experiencia solamente. Las parteras realizan partos caseros porque no están autorizadas para hacerlo en hospitales o centros para partos. En las regiones en que no hay médicos o CNM la gente depende de las parteras.

Perinatologista

Un perinatologista es un obstetra que ha recibido entrenamiento especializado en el cuidado de mujeres que están teniendo embarazos complicados. Ellos pueden tener consultorio particular ó trabajar en hospitales especializados en embarazos de riesgo alto , llamados "Centros Perinatales".

Pediatras

Son médicos que se especializan en el cuidado de bebés y niños.

Neonatalogistas

Son pediatras que han recibido entrenamiento especializado. Ellos proveen cuidado intensivo a bebés recién nacidos que nacen antes de tiempo y/o están enfermos. Los neonatalogistas generalmente trabajan en centros perinatales.

Investiga qué clase de practicantes están disponibles en el área donde vives. Llama al hospital donde quieres que tu bebé nazca y pregunta a las enfermeras de trabajo de parto/expulsión cuáles médicos hablan español.

Preguntales a tus amigas adónde fueron ellas para su cuidado. Muchas ciudades tienen clínicas en las cuáles el personal que provee los cuidados habla español.

La Primera Cita

Conociéndote

Tu cuidado prenatal comienza con lo que se llama una "historia clínica". En tu primera visita, el médico o una enfermera te hará preguntas sobre tu historia médica, de embarazos y familiares, que pueden afectar tu embarazo. No te pongas histérica si te preguntan si has tenido sífilis o afición a las drogas. Aún a Blanca Nieves le harían las mismas preguntas. Las preguntas son las mismas para todas. No omitas ninguna información por el hecho de sentirte apenada. ¡¡ Los médicos y enfermeras han oído de todo !! Ellos solo quieren ayudarte. Además del examen físico regular (corazón, pulmones y de hacerte sacar la lengua), el médico determinará la fecha calculada de tu parto y revisará el tamaño de tu pelvis. Tú quieres estar razonablemente segura que tu bebé puede salir bien por ahí. Las cosas están a tu favor.

La última parte del examen incluye el examen rutinario de sangre. Conforme miras llenar los tubos con sangre, tal vez te preguntes si el técnico laboratorista es realmente un vampiro con un segundo trabajo. No te preocupes. Los exámenes de sangre son muy necesarios. Esto es para lo que estás siendo examinada y porqué:

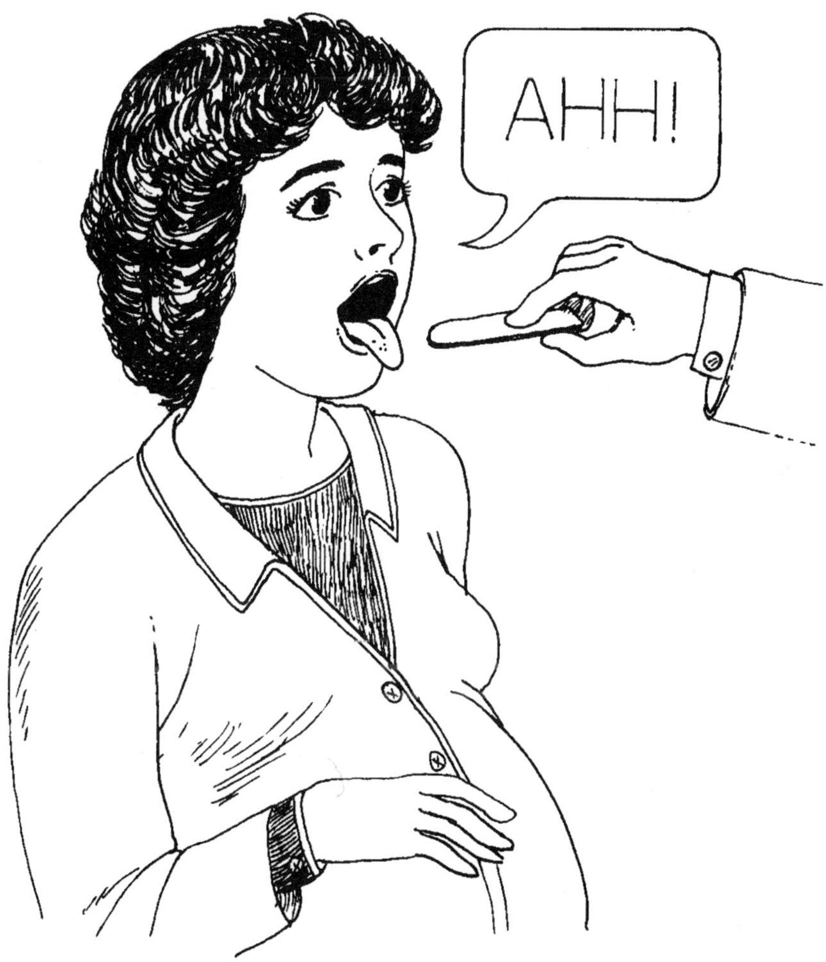

Examenes de Rutina

Contabilización de los glóbulos rojos y blancos de la sangre

Se realiza al principio del embarazo y a las 28 semanas del mismo para detectar anemia. También muestra si tu volumen sanguíneo ha incrementado normalmente.

Tipo Sanguíneo y Factor RH

La mayoría de la gente tiene sangre tipo RH positivo. Si tu tipo sanguíneo es RH negativo, pero el de tu bebé no lo es, hay algunos problemas potenciales con la incompatibilidad. Tu médico platicará contigo si éste es un problema. (Ve la sección de este libro llamado "Embarazos Con Complicaciones").

Detección de Anticuerpos

Si tu cuerpo siente la presencia de substancias extrañas (antígenos), producirá substancias (anticuerpos) que las combatirán. El examen detecta anticuerpos que tal vez puedan ser peligrosos para tu bebé.

Examen de Detección de Anticuerpos de la Rubeola

Este examen determina si eres inmune a la rubeola. El 10% de las mujeres no son inmunes. Si llegas a tener rubeola mientras estás embarazada, tu bebé puede tener serios defectos de nacimiento como la sordera. Si el examen muestra que no estás inmunizada, tendrás que esperar hasta después del nacimiento de tu bebé para ser inmunizada. Mientras tanto aléjate de cualquier persona que tenga la rubeola y así no estarás expuesta.

Serología (VDRL)

Examen para la sífilis. Este examen es requerido por ley estatal y raramente muestra resultados positivos.

Examen para Diabetes o Azúcar en la Sangre

Algunas mujeres debido al efecto del embarazo en las hormonas, son temporalmente diabéticas durante el embarazo. El examen es realizado tomando o comiendo un alimento alto en azúcar antes del examen de sangre. Todas las mujeres embarazadas deberían ser examinadas para la diabetes antes de la semana 28 del embarazo. Pregúntale a tu médico si este examen está incluído en tu cuidado.

Análisis y Cultivo de la Orina

Examen para infecciones aún si no tienes síntomas. Las infecciones de riñones o vejiga pueden causar trabajo de parto prematuro.

Otros Examenes

Síndrome de Inmunodeficiencia Adquirida (SIDA)

Este virus es la enfermedad transmitida sexualmente que causa el SIDA (Síndrome de Inmunodeficiencia Adquirida). SIDA raramente ocurre en mujeres embarazadas, pero por la amenaza potencial que representa, los exámenes para detectarlo tal vez se vuelvan rutina en el futuro.

El virus ataca el sistema que inmuniza al cuerpo dando por resultado una pérdida de resistencia a varias infecciones. El virus puede estar presente en la sangre por muchos años antes de que los síntomas del SIDA se muestren. El 90% de los casos de SIDA han ocurrido en hombres homosexuales o bisexuales, en los adictos a las drogas intravenosas, y en individuos quienes han recibido sangre contaminada con HIV, o productos de la misma sangre.

Los médicos están preocupados acerca del HIV porque las mujeres embarazadas pueden transmitir sin saberlo el virus al bebé no nacido. Si has tenido contacto sexual en algún momento con alguien considerado en el grupo de alto riesgo de ser portador del virus del SIDA, platica tus preocupaciones con tu médico.

Hepatitis B (Serum Hepatitis)

Es posible ser portadora del virus y no tener los síntomas. El virus puede ser transmitido al bebé en el momento del parto. Cuando una mujer embarazada es identificada como portadora del virus, se le puede dar tratamiento al bebé al momento del nacimiento para prevenir la infección.

Los trabajadores del cuidado de la salud ("healthcare") y personas del sudeste asiático son considerados de alto riesgo como portadores del virus. En algunas regiones, los exámenes de Hepatitis B son realizados como rutina para todas las mujeres embarazadas. Si estás en la categoría de alto riesgo, habla con tu médico.

Visitas Subsecuentes

Debes ver a tu médico una vez al mes hasta el octavo mes de tu embarazo. Debes verlo dos veces durante el mes octavo y cada semana durante el último mes del embarazo. Este es el momento de hacerle preguntas. Ponlas por escrito para que no olvides nada. Tu médico te revisará lo siguiente:

1. **Presión de la Sangre (BP).** Si tu presión sanguínea aumenta desde el principio del embarazo, podría ser una señal de toxemia. (Ve el capítulo de este libro llamado "Embarazo con Complicaciones").

2. **Peso.** El ritmo de tu aumento de peso es evaluado. Dos libras al mes mantiene a tu bebé creciendo, pero dos libras o más en una semana puede ser la primera señal de toxemia.

3. **Crecimiento de la Matriz.** La distancia de tu hueso pélvico a la parte alta de tu matriz es medida en cada visita al médico para checar el crecimiento del bebé; no demasiado grande, ni demasiado pequeño, sólo lo correcto.

4. **El Ritmo de los Latidos del Corazón del Bebé.** No predice el sexo del bebé pero es divertido oírlos. El ritmo normal del corazón es de 120-160 latidos por minuto.

5. **Movimiento Fetal.** Un bebé activo es generalmente un bebé sano. Aprende los hábitos de dormir y de despertar de tu bebé. Si te das cuenta de una disminución significante en la actividad de tu bebé, llama a tu médico.

6. **Exámenes de Orina.** Tu orina es examinada para revisar proteínas y azúcar. La mayoría de las mujeres embarazadas normalmente vierten algo de azúcar en su orina. Por esta razón, el examen de azúcar en la sangre es una forma más exacta de detección de un problema de diabetes. El examen de proteínas es realizado para revisar si hay toxemia. El encontrar proteínas en la orina significa que la diabetes se ha desarollado en tí.

El tiempo que vas a perder en cada visita es muy corto, pero como puedes ver, muchas cosas importantes son evaluadas durante tus visitas prenatales a tu médico. **No pierdas ninguna de tus citas.**

Δ

11

EMBARAZO CON COMPLICACIONES

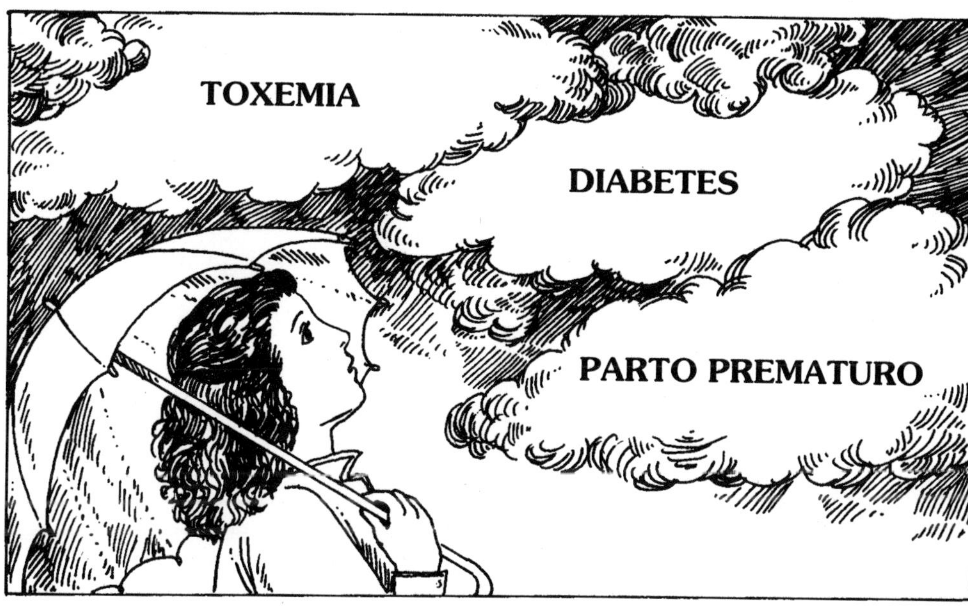

Cuando surgen problemas durante el embarazo, una reacción común es la de sentirse culpable. Estás segura de que hiciste algo para causar el problema. No puedes evitar pensar que Dios te está castigando. Tienes mucho miedo por tu bebé y por tí misma.

Una actitud más positiva es ver la complicación como una prueba y aceptarla como un reto. Es tiempo para usar tu fuerza interior. Deja a tu esposo y a tu familia compartir el reto. Acepta su amor y apoyo. Tu médico y las enfermeras también te ayudarán a pasar esta etapa difícil. No estás sola. Este capítulo del libro te ayudará a entender algunos de los problemas que pueden suceder durante el embarazo y permitirte saber qué puedes hacer al respecto.

La Diabetes y el Embarazo

Ten una bebé sano. Es posible tener un bebé sano aun cuando seas diabética, pero debes de trabajar muy cerca con tu médico por algunos meses antes de embarazarte para bajar el nivel de azúcar en la sangre a un rango normal de 140 miligramos por decilitro (mg/dl) o menos. Esto es muy importante, porque nosotros sabemos ahora, que niveles de azúcar en la sangre que son constantemente altos (de 150 mg/dl o más) en los primeros tres meses del embarazo pueden causar defectos de nacimiento al corazón, intestino, espina dorsal, riñones, y pulmones. No tomes riesgos con tu bebé.

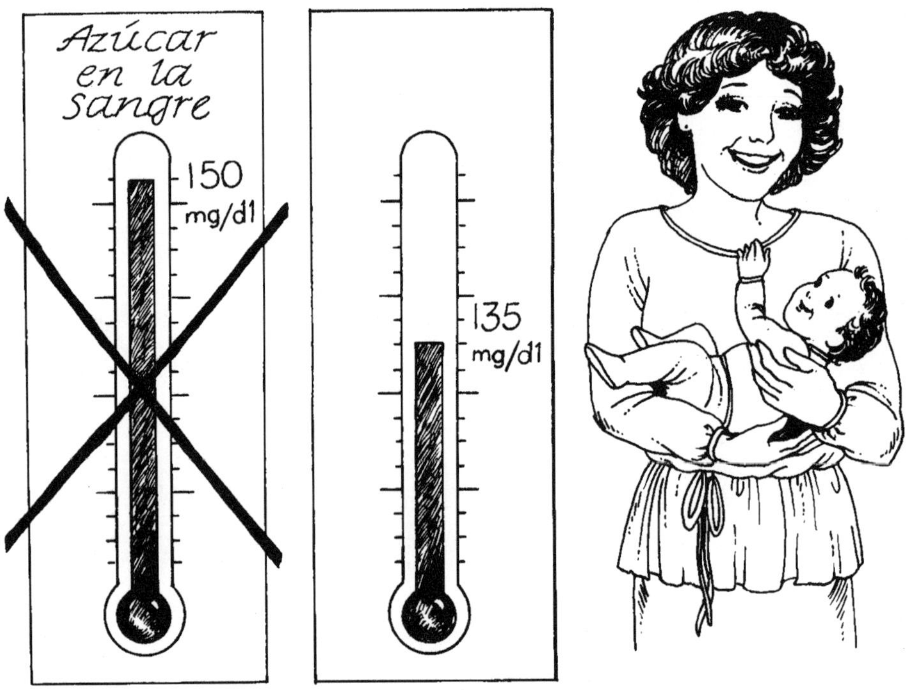

Cuidado Especial. Una vez embarazada, tu médico continuará trabajando contigo y con tu familia para mantener tu nivel de azúcar en la sangre dentro del rango normal para evitar muchos problemas que puedan ocurrir. Por ejemplo, tu dosis de insulina tendrá que ser regulada durante tu embarazo. Durante los primeros tres meses del embarazo necesitarás menos insulina porque el embarazo cambia tu metabolismo. Como resultado, eres más suceptible a reacciones de insulina y niveles bajos de azúcar en la sangre. Las mujeres con diabetes que son dependientes de la insulina tienen más posibilidades de tener otras complicaciones del embarazo tal como el parto prematuro, toxemia, e infección de los riñones. La incidencia de estos problemas puede ser reducida o hasta eliminada manteniendo el nivel de azúcar en la sangre dentro del rango normal. Necesitas cuidado especializado.

El Pobre Páncreas. Por el cuarto mes, las hormonas del embarazo hacen trabajar más duro a tu páncreas. Normalmente tu cuerpo transforma tu comida y la convierte en azúcar. El azúcar queda en tu sangre y espera la insulina para llevarla a las células de tu cuerpo para ser utilizada como energía.

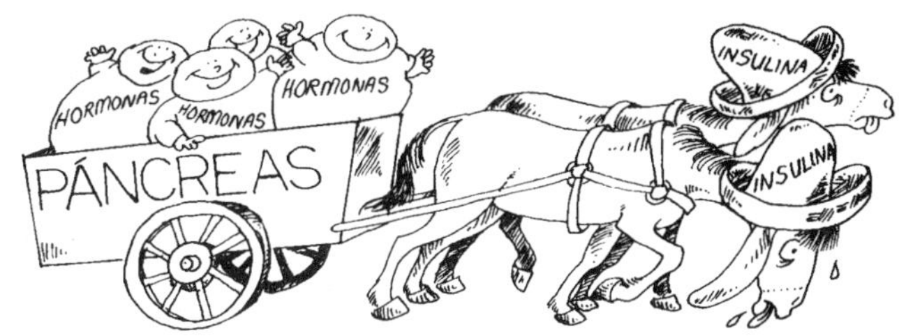

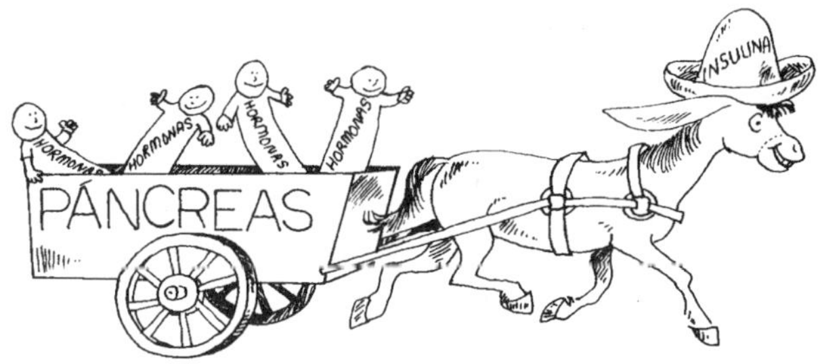

La insulina es como una llave que necesitas para abrir la puerta de tu casa. Sin la insulina las puertas de tus células (casa) están cerradas con llave y la comida no puede entrar y ser utilizada. En algunas mujeres el páncreas no puede producir suficiente insulina para el aumento en la demanda durante el embarazo. Esta condición temporal se llama diabetes del embarazo (o diabetes gestacional). Después del parto el páncreas no tiene que trabajar tan duro y puede producir suficiente insulina para tus necesidades. Todo regresa a la normalidad.

Los Efectos de la Diabetes sobre el Embarazo

Sin suficiente insulina para mover el azúcar de la sangre a tus células para producir energía, mucho del azúcar extra en tu sangre va al bebé. Es como forzar al bebé a comer demasiado. El bebé llega a tener sobrepeso. Una bebé grande aumenta tus posibilidades de tener un parto difícil y puede resultar en un nacimiento por cesárea. El bebé también puede crecer demasiado y la placenta no tiene la capacidad de llevarle suficiente oxígeno. Durante el tercer trimestre tu médico medirá el bienestar de tu bebé con un monitor fetal. Ve la sección "Cuidado Prenatal" para detalles.

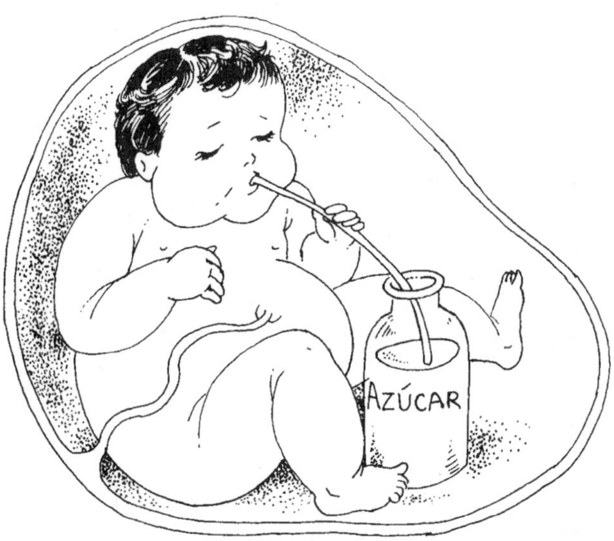

Si te descubren la diabetes gestacional, tu médico te pondrá a dieta diabética. Si con la dieta no se corrige tu nivel de azúcar en la sangre, entonces te enseñarán como inyectarte la insulina. La meta es mantener normal tu nivel de azúcar lo más que sea posible durante el embarazo para evitar los efectos potencialmente peligrosos a tu bebé.

Toda mujer debe de tener examen de sangre para detección de la diabetes por la 26 a la 28 semana del embarazo. Pregúntale al médico si este examen está incluído en tu tratamiento.

La clave del éxito es que tú y tu bebé trabajen con el médico. Sigue tu dieta rigurosamente, toma tu insulina a las horas indicadas y ten fe que tu esfuerzo dará por resultado un bebé sano y hermoso. Claro que sí, ¡ se puede!

Herpes

Herpes genital es una enfermedad transmitida sexualmente. Uno por ciento (1%) de los embarazos son complicados por el herpes. Al principio del embarazo con la primera infección hay más riesgo de aborto, pero no de malformaciones. En las últimas seis semanas del embarazo hay más riesgo de parto prematuro y de pasar la infección al bebé después del nacimiento.

Rara vez el virus cruza la placenta durante el embarazo e infecta al bebé. Un número muy pequeño de bebés llegan a infectarse después de nacer...uno en 4,000. Desafortunadamente los bebés que sí llegan a ser infectados tienen un 40% de índice de mortalidad. La mayoría que sobreviven tienen incapacidades serias.

Si tú o tu esposo han tenido herpes, díselo a tu médico en la primera cita. Con un poco de preparación y cuidado, tú puedes evitar que el virus llegue al bebé:

- Nuevas heridas necesitan ser examinadas. Cuando sientes ardor o comezón, inmediatamente antes de que aparezca alguna seña, es buen tiempo para hacer la prueba del virus.

- Si las heridas aparecen de nuevo entonces las pruebas se harán cada semana por las últimas cuatro semanas del embarazo o hasta el parto.

- Durante la aparición, lava bien con jabón y agua para evitar que las heridas contagien otras partes de tu cuerpo. Pon almidón sobre las heridas y sécalas bien con un secador de pelo.

Acerca del parto. Como regla general si las pruebas para el virus de herpes han sido negativas y tu médico no puede encontrar nuevas heridas cuando empiezas el trabajo de parto, te permitirán tener un parto normal. Si tienes unas heridas en el momento del parto tú tal vez tendrás un parto por cesárea. Esto se hace para tratar de evitar que el bebé tenga contacto con las heridas durante el parto, pero no hay garantía.

Después del parto. Si tienes heridas, la única precaución que necesitas tomar es lavar bien tus manos. El hospital puede insistir en que tengas a tu bebé contigo y no en el cuarto de los bebés dependiendo de sus reglas sobre herpes. Puedes dar pecho si lo quieres hacer.

Parto Prematuro

Nacimiento Demasiado Temprano. Del total de los bebés que nacen, un 6 a 8% de estos, nacen tres o más semanas antes de la fecha esperada. De éstos bebés, el 75% de ellos son los que mueren en las primeras seis semanas de su vida.

Este es un problema muy significante. Prevenir los bebés prematuros es la mejor solución, pero no siempre es fácil de hacer. Aproximadamente la mitad de todos los partos prematuros no tienen causa conocida. De la otra mitad la causa común del parto prematuro es la infección de las vías urinarias. Necesitas tratamiento para la infección lo más pronto posible para evitar problemas.

Sintomas Del Parto Prematuro

- *Incremento en el flujo vaginal normal (moco claro)*
- *Contracciones de la matriz cada 10 minutos ó menos*
- *Cólicos*
- *Dolor de espalda que es diferente del dolor que has tenido usualmente*
- *Sentir presión en tu pelvis*

Los síntomas del parto prematuro son muy sútiles; puede ser que no se reconocen hasta que el cuello de la matriz haya empezado a dilatarse. Si tienes uno o más síntomas llama al médico.

Tratamiento

Los síntomas del parto prematuro son tratados en el hospital. Es común usar el monitor fetal para evaluar el bienestar del bebé y para grabar cualquier contracción. Te quedarás en cama y es común poner líquidos intravenosos (suero). Si tus contracciones son más frecuentes después de una hora, el médico decidirá detener o no tu parto. Si tienes por menos 35 semanas de embarazo, si los pulmones del bebé están maduros y/o el cuello de la matriz está dilatado hasta 4 cm, te dejarán seguir con el parto.

Hay varias medicinas que el médico puede usar para detener el parto prematuro. Si tienes entre 26 y 35 semanas del embarazo se usan las medicinas para tratar de mantener al bebé dentro hasta que sea seguro para ella nacer. La decisión de usar la medicina queda contigo junto con tu médico. Si tienes toxemia, peligro al feto, diabetes no controlada, infección intrauterina, o sangrado es más seguro para tu bebé si nace.

La gran crisis. El nacimiento de un bebé prematuro puede causar una gran crisis en la familia. Hay muchos ajustes que hay que hacer...has llegado a ser madre antes de estar preparada emocionalmente. La desilusión y la culpabilidad te pueden pesar. En vez del bebé tan perfecto con que soñaste, ahora tienes a un bebé flaco, arrugado, frágil y tan pequeño que te da miedo tocarlo. Sientes "shock", enojo y tristeza. Añoras lo que debería de haber sido. Tienes miedo de empezar a querer a tu bebé porque podría morir. Te sientes abrumada. Y ahora ¿qué haces?

La caricia de amor. Aun los bebés tan jóvenes como de 28 semanas tienen muy buenas posibilidades de vivir cuando están cuidados en un hospital con una sección especial de cuidado intensivo neonatal (NICU) el cual tiene el equipo y personal necesario. Las enfermeras y los médicos en Cuidado Intensivo te animarán a tocarlo, pasar tiempo con él, y acariciar a tu bebé desde el principio. En poco tiempo ni te darás cuenta de los tubos y aparatos que están ayudando a tu bebé a ajustarse a su nuevo mundo. Solo verás a tu pequeñito creciendo y llegando a ser el bebé del tamaño normal que esperabas.

Tú y tu esposo también necesitan amor y apoyo, igual que el bebé lo necesita. Esto no es un tiempo de estar solos. Inviten a familia y amigos a estar con ustedes. Usen al trabajador social del hospital, al sacerdote y a otros profesionales para ayudarles durante este proceso de ajuste tan difícil pero necesario. Comuníquense sus sentimientos y temores uno al otro, con el médico, y con las enfermeras que cuidan a su bebé. El destino les ha puesto una prueba difícil. Recuerda que de la adversidad viene la fuerza.

Toxemia ("Preeclampsia")

Solamente los hechos. Toxemia, también conocido como la "preeclampsia" es probablemente tan antigua como el embarazo. Esta enfermedad tiene efectos serios para ambos mamá y bebé. Hasta la fecha no se sabe la causa ni como prevenirla. Abundan los mitos y conceptos erróneos acerca de la toxemia. Lo que sí sabemos es esto:

La Toxemia

_No es..._ *causada por aumentar demasiado de peso.*
_No es..._ *causada por la sal. Continúa comiendo cantidades normales de sal.*
_No es..._ *causada por venenos en el cuerpo.*
_No es..._ *curada tomando diuréticos, que son peligrosos.*

La única cura actual es el nacimiento de la bebé.

También sabemos que la toxemia ocurre con más frecuencia en el primer embarazo y que las mujeres más propensas a desarrollar la toxemia durante su embarazo son las mujeres que tienen la diabetes, hipertensión, ó que están esperando gemelos.

Los Síntomas

El primer síntoma de toxemia puede ser simplemente un repentino aumento de peso de 2 ó más libras en una semana. Puedes darte cuenta que están hinchadas tus manos y la cara. Cuando vas al médico verán que te ha subido la presión de sangre. Puedes no sentirte enferma pero sí lo estás. Es muy importante que hagas exactamente lo que te indica el médico. Con esta enfermedad puedes tener convulsiones de repente. Las convulsiones son muy peligrosas para ti y para tu bebé.

El Tratamiento

¡ Te agradará saber que la toxemia ya no es tratada con sanguijuelas ni enemas de café ! Si la enfermedad está apenas empezando, tu médico tal vez te mantenga en cama y te mande recostarte sobre tu lado izquierdo. En esta posición el flujo a tu cara, manos, pies, y tobillos puede ser reabsorbido por tu cuerpo. La combinación del hinchazón y la subida de la presión baja la cantidad de sangre que llega al bebé. No recibe la cantidad normal de oxígeno y nutrimientos. Cuando se reduce el hinchazón, también baja la presión y le llega más sangre al bebé. Este tratamiento simple y efectivo continuará hasta que esté suficientemente maduro el bebé para poder nacer sin peligro. Si tu cuerpo no responde a este tratamiento entonces tu médico te mandará al hospital para un cuidado más especializado. La única cura actual de la toxemia es el nacimiento del bebé. Una vez terminado el parto se desaparecerá la toxemia. El hinchazón se reducirá y tu presión de sangre empezará a bajar a lo normal.

Gemelos

¡ La posibilidad de gemelos puede agradar a los que son fuertes de corazón y a la vez espantar a los que no tienen tanto espíritu de la aventura ! Nacen gemelos una vez cada 100 embarazos. En años anteriores hasta 30% de los embarazos con gemelos fueron una sorpresa. ¡ Y si la mamá no estuviera ya acostada también se hubiera desmayado !

El diagnóstico temprano de gemelos es muy importante por varias razones. Actualmente si sospecha el médico que sean gemelos, él te mandará a hacer un examen de ultrasonido (Ve la sección de "Exámenes Para Seguir El Desarollo Correcto Del Feto"). El ultrasonido debe mostrar si hay gemelos.

Problema doble o bendición doble . No obstante cómo te sientes acerca de tener gemelos, necesitas cuidado extra durante el embarazo.

¡ Un embarazo con gemelos puede causarle canas a tu médico ! Los siguientes hechos no son para asustarte sino para avisarte de los problemas posibles :

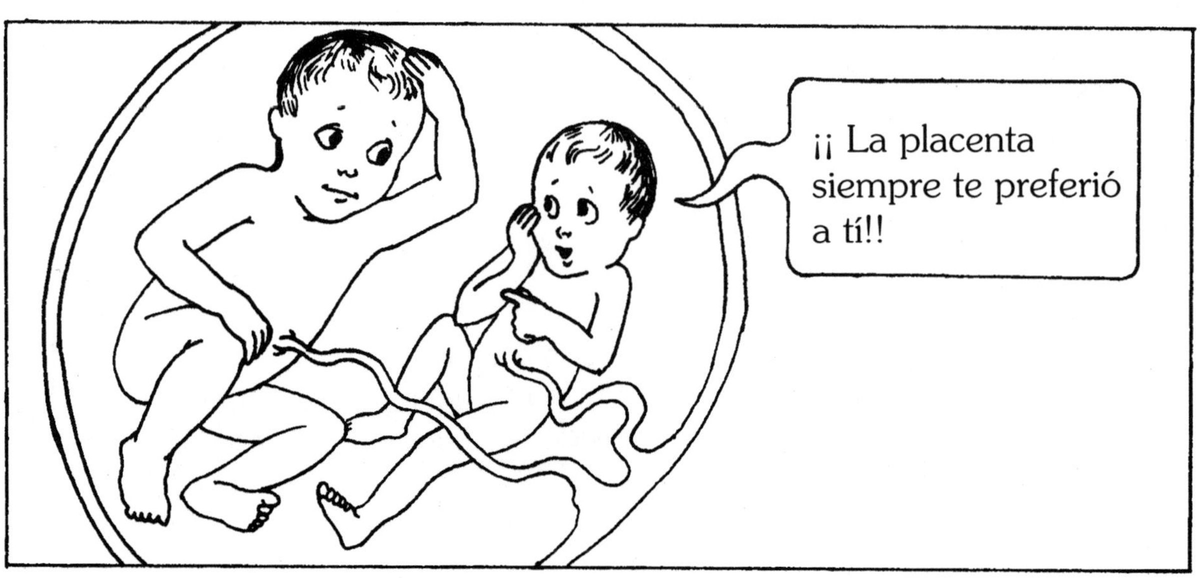

- Una proporción más alta de mortalidad que en los embarazos sencillos
- Peso bajo al nacer
- Parto prematuro. Los gemelos nacen aproximadamente 3 semanas antes de la fecha esperada.
- Diferentes patrones de crecimiento. Un gemelo puede recibir más nutrimientos de la placenta y el otro puede estar desnutrido.
- La toxemia
- Anemia de la mamá
- Problemas con la placenta
- Complicaciones del parto. Si un gemelo viene fuera de posición se hace la operación cesarea.

Ahora ves porque debes de visitar con regularidad al médico. Hay cuatro cosas que puedes hacer por ti misma: después del primer trimestre descansa sobre tu lado izquierdo con frecuencia para aumentar la cantidad de sangre que llega a los bebés; come una dieta bien balanceada; toma vitaminas con hierro y ácido fólico; y planea aliviarte en un hospital donde sabes que tus bebés recibirán muy buen cuidado. No necesitas más sorpresas.

Incompatibilidad de Sangre

Enfermedad del RH. Algunos tipos de sangre son como los perros y gatos (Ve el dibujo)...no pueden estar juntos. Solo hay problema si tu tipo de sangre es RH negativo. Por ejemplo, si tu tipo de sangre es el gato (negativo) y el tipo de sangre de tu bebé es el perro (positivo) entonces puede haber problemas. Tu sangre puede pelear con la sangre de tu bebé. Muchos de sus glóbulos rojos serán destruidos y podría volverse anémico. En casos severos podría hasta morir antes de nacer. Esto ocurre muy raramente, particularmente en el primer embarazo. Si el tipo de sangre del bebé también es negativo como el tuyo no hay problema.

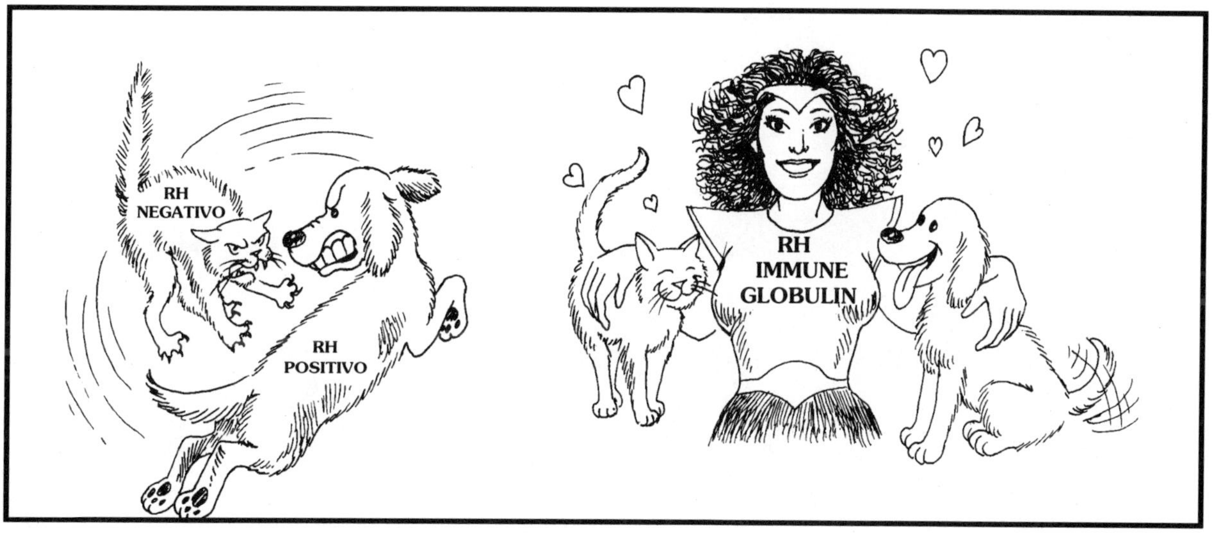

La prevención siempre es lo mejor. Tú puedes enseñar a perros y gatos a ser amigos si evitas una pelea la primera vez que se encuentran. Una experiencia mala y ya es demasiado tarde. Se sensibilizan el uno al otro. Es lo mismo con tu tipo de sangre y el de tu bebé. Si tú tienes la sangre tipo RH negativo, el médico hará una pueba de sangre para averiguar si ya has sido sensibilizada. Si no, eso quiere decir que el bebé probablemente tenga el tipo RH negativo y no hay problema. El médico te mandará tomar una medicina preventiva llamada "RH Immune Globulin" que tomarás a las 28 semanas del embarazo y también después del parto para proteger a tus bebés en futuros embarazos. Una vez sensibilizada la medicina no te hace efecto.

Hay varias situaciones en que debes de tomar esta medicina:

- *aborto ocurriendo más de 6 semanas después del último periodo menstrual*
- *embarazo ectópico*
- *después del amniocentesis*

MAMA	Y	PAPA		BEBE		RESULTADO
NEG	Y	POS	→	POS	→	PROBLEMA POTENTIAL
NEG	Y	POS	→	NEG	→	SIN PROBLEMA
POS	Y	NEG	→	POS	→	SIN PROBLEMA
POS	Y	NEG	→	NEG	→	SIN PROBLEMA
POS	Y	POS	→	POS	→	SIN PROBLEMA
NEG	Y	NEG	→	NEG	→	SIN PROBLEMA

Triesteza Del Parto Retrasado

Una vez que pasan 2 semanas de tu fecha calculada para el parto tu médico lo considera un parto atrasado. Tú tienes ganas de salir porque te cansa oír a la gente preguntar "¿ dónde está el bebé ?" Dejas de contestar ya tu teléfono porque tu mamá llama cada tres horas para saber si estás en trabajo de parto. ¡ Has dejado de hablar a tu esposo, a tu médico, y al resto del mundo ! No aguantas estar embarazada ni un minuto más. Te sientes miserable.

Mientras tanto tu médico está preocupado porque la placenta está llegando a ser demasiada vieja para llevar suficiente oxígeno y nutrimientos al bebé. Tu médico ha tenido que decidir si inducir el parto o esperar al bebé.

Si el cuello de tu matriz está "maduro" y listo, puede ser que tu médico induzca el parto. Si no está listo y las puebas del bienestar del bebé salen bien entonces esperarán al bebé tomar la iniciativa. La mayoría de los embarazos no pasan de las 42 semanas. Ahora es cuando aprendes lo que realmente significa la palabra "paciencia".

Δ

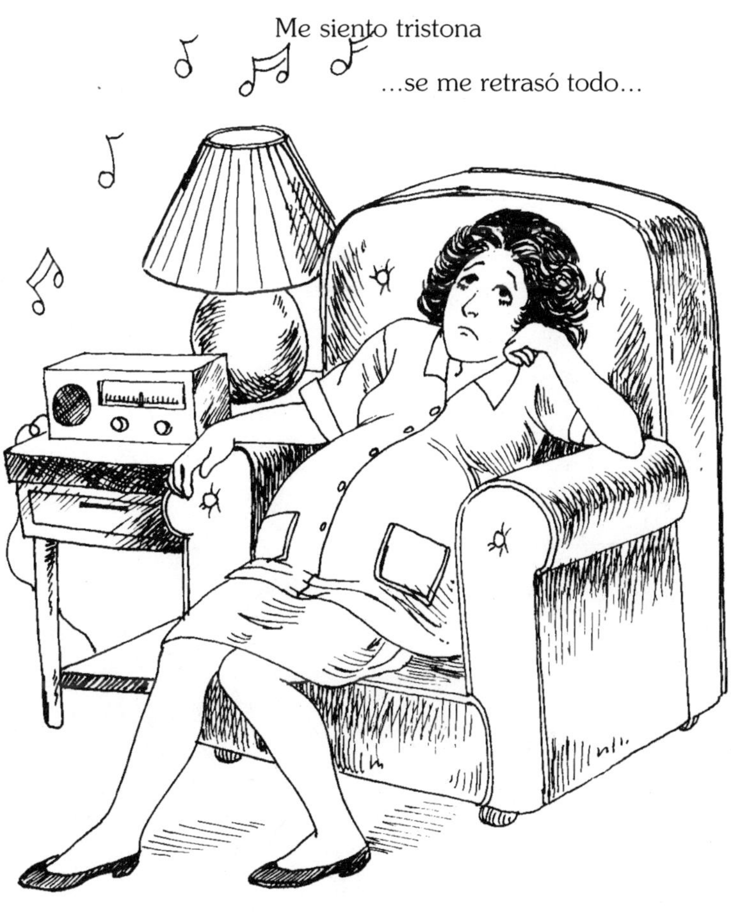

12

CUANDO LLAMAR AL MEDICO

SINTOMAS DEL EMBARAZO

Hay dos reacciones comunes cuando uno peinsa que está embarazada. ¡Puede ser buena o mala noticia! Si es buena noticia, te sientes con esperanza y felicidad. Quieres saber si de veras estás esperando bebé. Disfrutas cada síntoma. Ni puedes esperar para llamar al médico y hacer la prueba de embarazo. Si es mala noticia, te sientes confusa, con miedo, y te niegas a creerlo. Te rehuses a reconocer cada síntoma nueva . Algunas mujeres han podido ignorar su embarazo hasta llegar al momento del parto. ¡ No recomendamos este camino! De cualquier forma que te sientas, feliz o deprimida, necesitas ver a un médico por lo menos al final del tercer mes del embarazo.

Si tienes los siguientes síntomas tal vez estés embarazada:

- uno o más períodos menstruales (reglas) perdidos
- aumento en el tamaño de los pechos; pezones sensibles, o con comezón
- ascos con o sin vómito
- aumento en la frecuencia de orinar
- fatiga

Hay dos clases de mujeres embarazadas que vuelven locos a los médicos. ¡La mujer que se vuelve histérica por un "simple dolor de pelo" y la otra que no llamaría al médico ni aún si estuviera amarrada a un hormiguero y la estuvieran picando las hormigas! Desde que estás embarazada hay problemas que necesitan que llames al médico. Lee lo siguiente. Esto te ayudará a conocer la diferencia entre el "dolor de pelo" y "los piquetes de hormigas". Cuando tengas dudas siempre es mejor llamar al médico.

Sangrado Vaginal

El sangrado vaginal siempre asusta cuando estás embarazada, pero esto no significa automáticamente que estás perdiendo a tu bebé. Si la sangre no corre por tu pierna y llena tus zapatos, tienes tiempo para pensar. Si notas el sangrado después de orinar, unas pocas gotas parecerán galones cuando están mezcladas con el agua del escusado. Cálmate.

Antes de que llames al médico, necesitas tener algunas respuestas a las preguntas que él te hará. Límpiate con papel de baño y fíjate en lo siguiente:

1. ¿ De qué color es la sangre... muy roja o cafecita?

2. ¿ De dónde sale la sangre...de la vagina, de la vía urinaria, o del recto?

3. ¿ Cuánta crees que has perdido...unas cuantas gotas o una taza?

4. ¿ Cuándo empezó el sangrado...después de alguna actividad, de tener relaciones sexuales, de estar moviendo muebles o haciendo un esfuerzo?

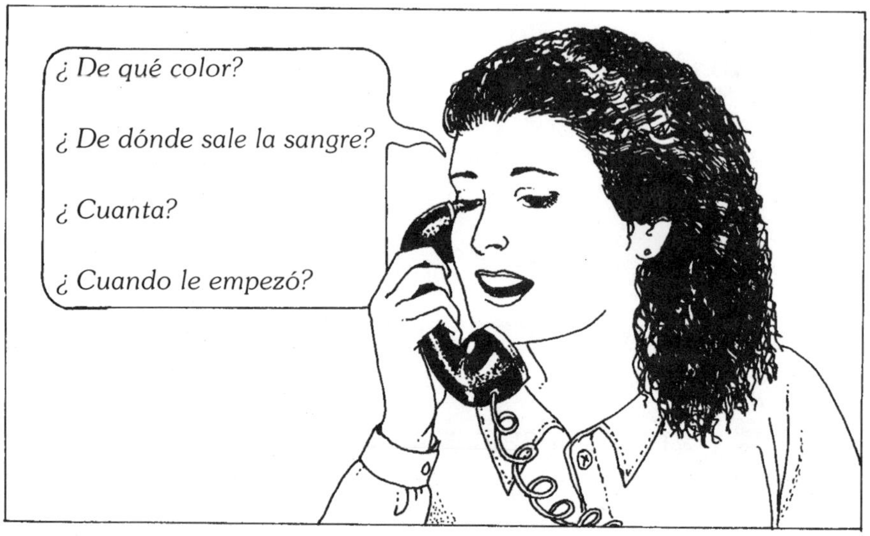
¿ De qué color?
¿ De dónde sale la sangre?
¿ Cuanta?
¿ Cuando le empezó?

Hinchazon De Las Manos y La Cara--Hinchazon General

El hinchazón de los pies y tobillos es común durante el embarazo. El hinchazón de tu cara y dedos junto con pies y tobillos no es normal. Esto se considera como hinchazón general y tal vez sea una señal de una condición seria y peligrosa de embarazo llamada "toxemia".

Dolor De Cabeza Muy Fuerte o Continuo

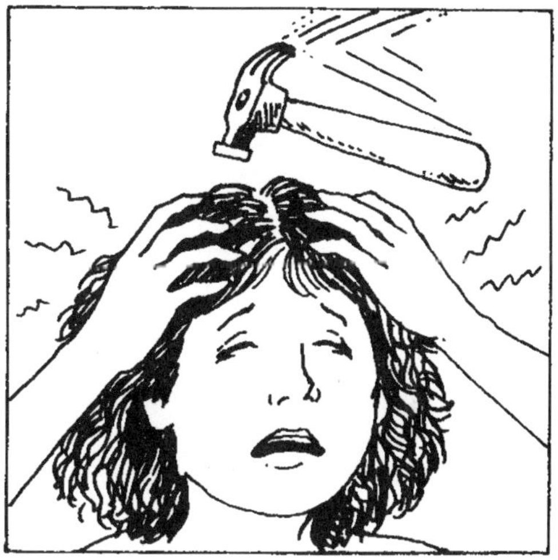

Un dolor de cabeza que te ocasiona visión borrosa, podría ser posiblemente otra señal de toxemia. A tu médico le gustaría que lo llamaras.

Vomito Persistente

Si has estado vomitando por más de un día y no retienes nada en tu estómago, llama a tu médico. No esperes demasiado hasta tener la lengua tan seca que parece papel. Eso se llama deshidratación y podría llegar a ser un problema serio.

Dolor Abdominal

Los dolores y malestares son muy comunes durante el embarazo, y puede ser difícil decidir si es un problema en que necesitas llamar a tu médico. Antes de llamar decide qué tipo de dolor es:

- *¿ Es un dolor suavecito o es una punzada?*
- *¿ Es un dolor constante o va y viene?*
- *¿ En qué parte sientes el dolor?*

Orinar Con Dolor

Sientes ganas de orinar. Intentas pero sólo salen unas gotas y a la vez sientes como si fueran navajas de rasurar. Te sigues sintiendo llena y te sientes terriblemente mal. Esto se llama infección de la vejiga o de las vías urinarias. Necesitas llamar al médico para tomar algúna medicina. Esto no desaparece por sí solo. Una infección de vejiga te podría causar síntomas de parto.

Escalofrios o Fiebre

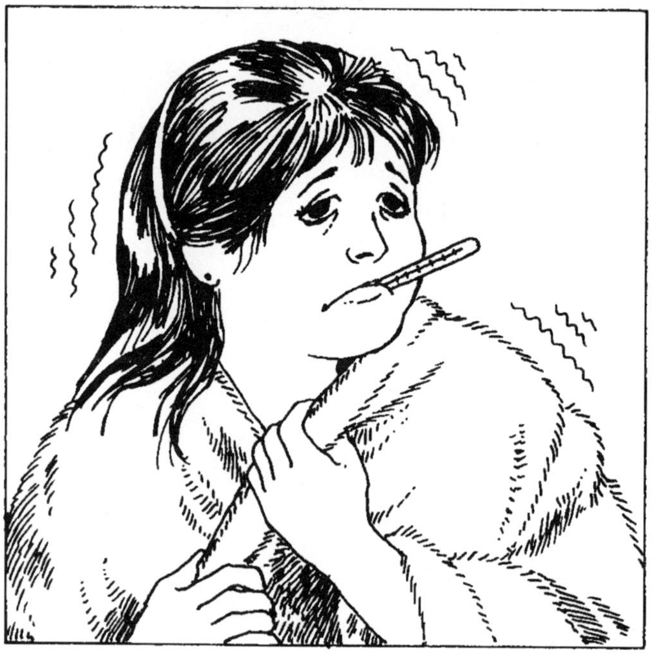

Tal vez sólo tienes una gripe o catarro común pero toma tu temperatura y llama a tu médico. Esto podría ser también una infección del riñón, lo cual sí es serio.

Lastimadas o Heridas Por Accidente

Afortunadamente, tu bebé está bien acojinado por el líquido en tu matriz. En la inmensa mayoría de los accidentes no le pasa nada a la bebé.

Si sufres un accidente en donde tu abdomen recibe un golpe llama a tu médico. Hay una prueba sencilla que hace el médico para asegurar que el bebé está bien.

Un aviso: En el automóvil usa tu cinturón de seguridad en tres puntos. El cinturón de abajo debe estar colocado en tus múslos. El cinturón de seguridad significa disminuir el riesgo de lastimarse para ti y para tu bebé.

Δ

13

EXAMENES PARA SEGUIR EL DESAROLLO CORRECTO DEL FETO

Cuando es necesario, hay varios exámenes que se hacen para evaluar el bienestar de tu bebé antes de nacer. Aquí explicamos los exámenes más comunes.

El Monitor Fetal

El monitor fetal es un aparato usado comúnmente durante el embarazo y el trabajo de parto, para evaluar el bienestar del feto. Este aparato marca los latidos del corazón del bebé y tus contracciones de la matriz. Algunas razones comunes para examinar con el monitor fetal son las siguientes:

- toxemia
- diabetes
- estado crónico de la presión alta (hipertensión)
- enfermedad de Rh
- partos previos con nacimiento de bebé muerto
- fecha atrasada (dos semanas de retraso)
- enfermedad cardíaca en la madre (del corazón)
- desarrollo intrauterino retrasado ("IUGR")

Cuando te examinan te colocan dos cinturones alrededor del abdomen. El cinturón de arriba tiene una pieza de plástico redonda con un botón encima, la cual descansa sobre tu abdomen. Esta muestra tus contracciones en el papel del aparato, dibujadas como pequeñas colinas. Tú puedes ver con qué frecuencia llega cada contracción de tu matriz. El otro cinturón también tiene una pieza redonda que registra el movimiento del corazón del bebé, el cual es transformado en un sonido de latido. También aparecen en el papel del aparato como líneas onduladas.

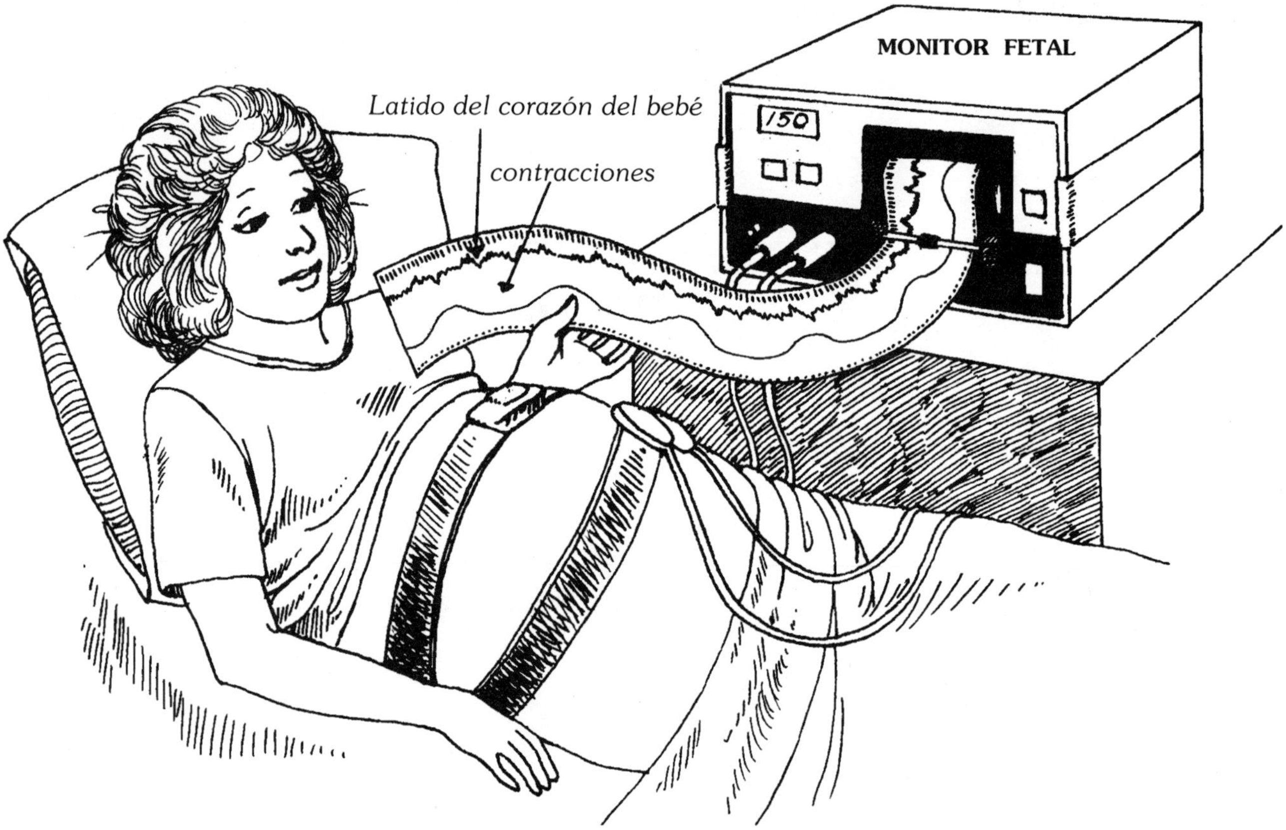

La placenta es la cuerda de vida de tu bebé. Esta, lleva el oxígeno y nutrimientos al bebé. Cuando se contrae tu matriz, como lo hace en el trabajo de parto, se detiene temporariamente el flujo de oxígeno a tu bebé. Tu bebé tiene que aguantar la respiración hasta que termina la contracción y la sangre fluye de nuevo. Un bebé sano no tendrá problemas. Con la información del monitor fetal los doctores y enfermeras pueden saber si el bebé puede tolerar la tensión de las contracciones. Si la placenta está haciendo un buen trabajo el bebé mostrará un buen patrón de latidos del corazón.

Hay varias complicaciones en el embarazo como la toxemia y la diabetes que pueden afectar la habilidad de la placenta para proveer esas funciones críticas a tu bebé. Hay varios exámenes que pueden mostrar al médico si funciona o no la placenta cuando ocurren las complicaciones.

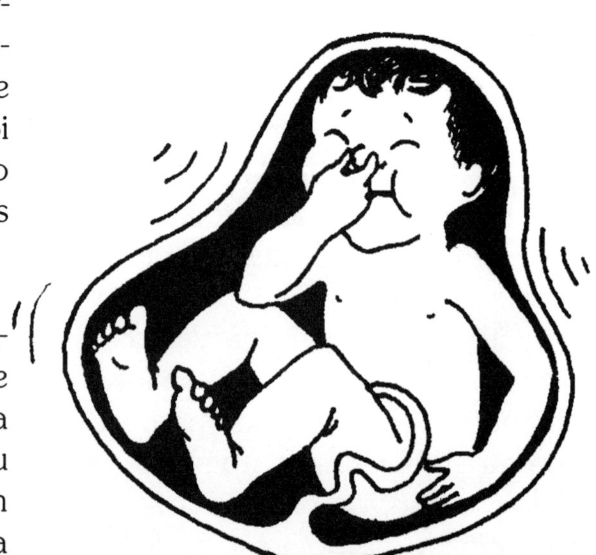

Las contracciones hacen que tu bebé retenga la respiración.

EXAMENES DE "STRESS" Y "NON STRESS"

El examen "Non-stress" (NST), es un examen fácil usando el monitor fetal. Si el bebé se mueve al menos dos veces en 20 minutos y su corazón se acelera cuando se mueve se considera como señal de salud.

Con el examen de la tensión ("stress") durante las contracciones (CST), el monitor fetal se usa para observar la reacción en el corazón del bebé durante las mismas. Si el ritmo de los latidos no disminuye durante tres contracciones consecutivas, se considera una buen señal de que el bebé está recibiendo suficiente oxígeno. Te estimulas las contracciones si te frotas los pezones, o te pueden dar una medicina en el suero, por vía intravenosa. No duelen las contracciones y generalmente se te quitan una hora después de haber terminado el examen.

ULTRASONIDO/SONOGRAMA (USG)

El ultrasonido es un procedimiento sin peligro que se ha usado por lo menos 25 años y ha tenido un impacto tremendo sobre la obstetricia. Es un instrumento muy valioso para el médico. El ultrasonido no es una radiografía. Este aparato manda ondas sonoras que se mueven a través del líquido amniótico al bebé. Las ondas sonoras rebotan al tocar al bebé y la máquina produce un dibujo del bebé que se puede ver sobre la pantalla de una televisión. El ultrasonido ofrece una "ventana alumbrada a la matriz". El técnico, al hacer el examen, puede ver todo lo que hay dentro de la matriz; la placenta, el bebé, el líquido amniótico y el cordón umbilical. Se puede ver el corazón del bebé latiendo. El ver a tu bebé antes de nacer puede ser muy emocionante para tí.

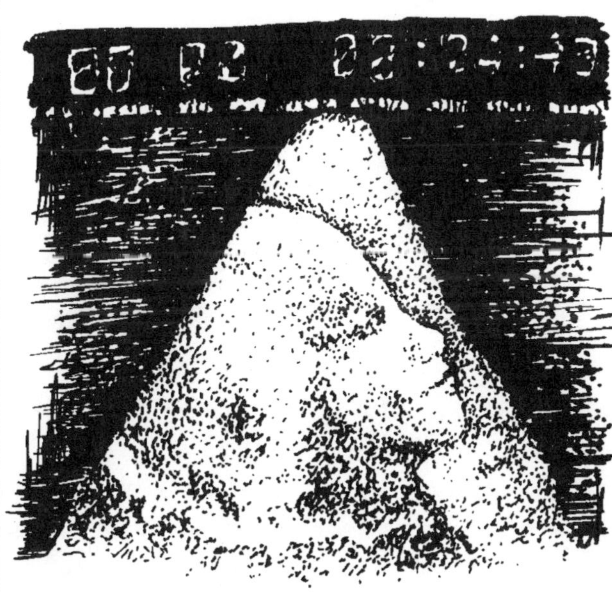

Reproducción de Ultrasonido

¿Cuándo se usa el ultrasonido (USG)? El ultrasonido proporciona muchas respuestas a algunas preguntas importantes.

Primero y Segundo Trimestre

El ultrasonido/sonograma puede determinar si el feto no está dentro de la matriz (embarazo extrauterino). Si hay sangrado, el ultrasonido puede determinar si todavía sigue el embarazo. En cualquier etapa del embarazo puede ser reconfortante el ver latir el corazón del bebé. A todo mundo le da confianza. Si hay sangrado en el segundo trimestre, el ultrasonido puede localizar la placenta. Si la placenta está cerca del cuello de la matriz (el cervix) esto puede causar sangrado. El ultrasonido puede decirte una fecha más aproximada de nacimiento de tu bebé. La fecha es más exacta con USG cuando está hecho en el primer o el segundo trimestre del embarazo. Cuando tienes una complicación en el embarazo, puede ser especialmente importante saber la fecha esperada del parto.

El ultrasonido es usado como un guía para la amniocentesis que se hace para obtener líquido amniótico para estudios genéticos. Si tienes antecedentes con defectos congénitos de nacimiento en tu familia y/o tienes 35 años de edad o más, te ofrecerán la opción de los estudios genéticos para ver si este bebé tiene algún defecto congénito de nacimiento. Cuando se sospecha que hay más de un bebé (embarazo múltiple) es muy importante saber cuántos bebés hay y cuándo es la fecha esperada del parto. El riesgo para parto prematuro es muy alto para los embarazos múltiples. Tu médico necesita seguir cuidadosamente tu embarazo.

Tercer trimestre

Si sospechan que el feto es demasiado pequeño o demasiado grande para tu fecha esperada de parto, el USG puede medir el ritmo del crecimiento. Un bebé pequeño puede tener lo que se llama Retraso de Crecimiento Intrauterino ("Intrauterine Growth Retardation" IUGR). Esto se refiere al desarollo físico del niño y no su desarollo mental. En casos de IUGR, la placenta no puede llevar suficientes nutrimientos y el bebé está desnutrido. Más avanzado en el embarazo, también puede disminuir la cantidad de oxígeno. Un bebé en estas condiciones (IUGR) puede necesitar nacer antes de la fecha esperada.

Si el USG muestra que el bebé no está en posición normal, hay tiempo para planear el mejor método de parto.

¿Cómo se hace el untrasonido?

Para obtener una imagen clara del contenido de tu matriz te pedirán que tomes líquidos antes del examen, para tener llena tu vejiga. El técnico te pedirá que te acuestes sobre la mesa de examen. Si llegas a sentirte mareada durante el examen pide permiso de acostarte de lado o que te suban la parte de arriba de la cama para evitar que el peso del bebé comprima tus arterias. Usan un gel lubricante como conductor para el aparato de mano que deslizan sobre tu abdomen. El examen no duele y no requiere medicina. Si observas la pantalla, puede ser que veas a tu bebé moviendose o hasta chupando su dedo.

Anmiocentesis

El amniocentesis se hace tomando de 1/2 a 1 onza del líquido amniótico que rodea al bebé en la matriz. El líquido amniótico es usado para detectar ciertos defectos de nacimiento como el Síndrome de Down (Mongolismo), deformidades de la espina dorsal, examen para madurez de los pulmones y la enfermedad de RH. El examen causa solamente un poco de incomodidad.

Primero se hace el examen del ultrasonido para determinar la posición del bebé, la placenta, el cordón umbilical y las bolsitas del líquido amniótico. Se usa la anestesia local para adormecer la piel. El médico inyecta una aguja larga y delgada en la matriz. Puede ser que sientas presión pero no dolor. El examen completo generalmente dura de 10 a15 minutos.

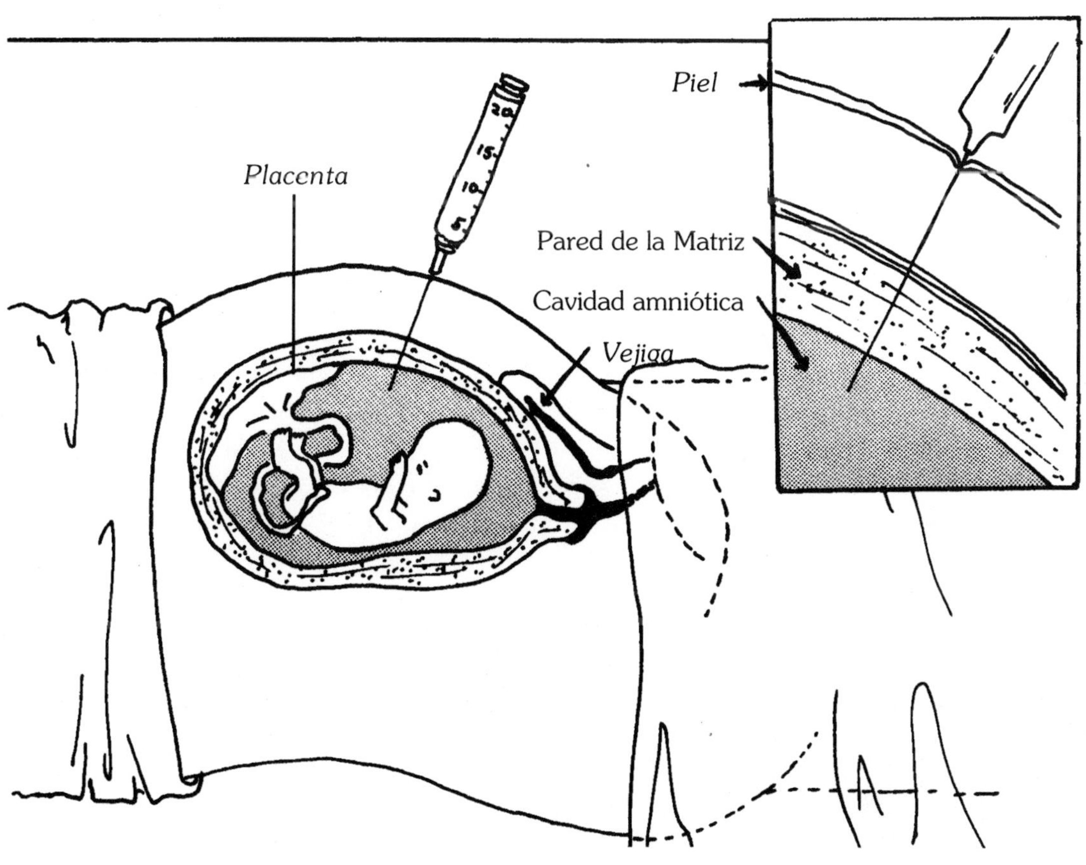

Se pueden sentir retortijones intermitentes después del amniocentesis pero generalmente se quitan dentro de pocas horas. Ocasionalmente un poco de líquido puede estar saliendo de la vagina. El escape pequeño se sellará y formarás nuevo líquido para reponerlo. No hay peligro para el bebé. Si sigue saliendo líquido, entonces llama al médico y no uses lavado vaginal, ni tampax y no tengas relaciones sexuales hasta que el médico te revise. Los casos de complicaciones de amniocentesis son muy pocos. El amniocentesis se usa con frecuencia y es considerado como una herramienta de diagnóstico importante para el médico.

Haz Preguntas

Cuando tu médico ordena un examen, siéntete con libertad de hacerle cualquier pregunta. Te sentirás menos nerviosa cuando entiendas qué van a hacer y porqué lo van a hacer. Te hará sentir mejor. No sufras en silencio.

Δ

PARTE TERCERA

LA EXPERIENCIA

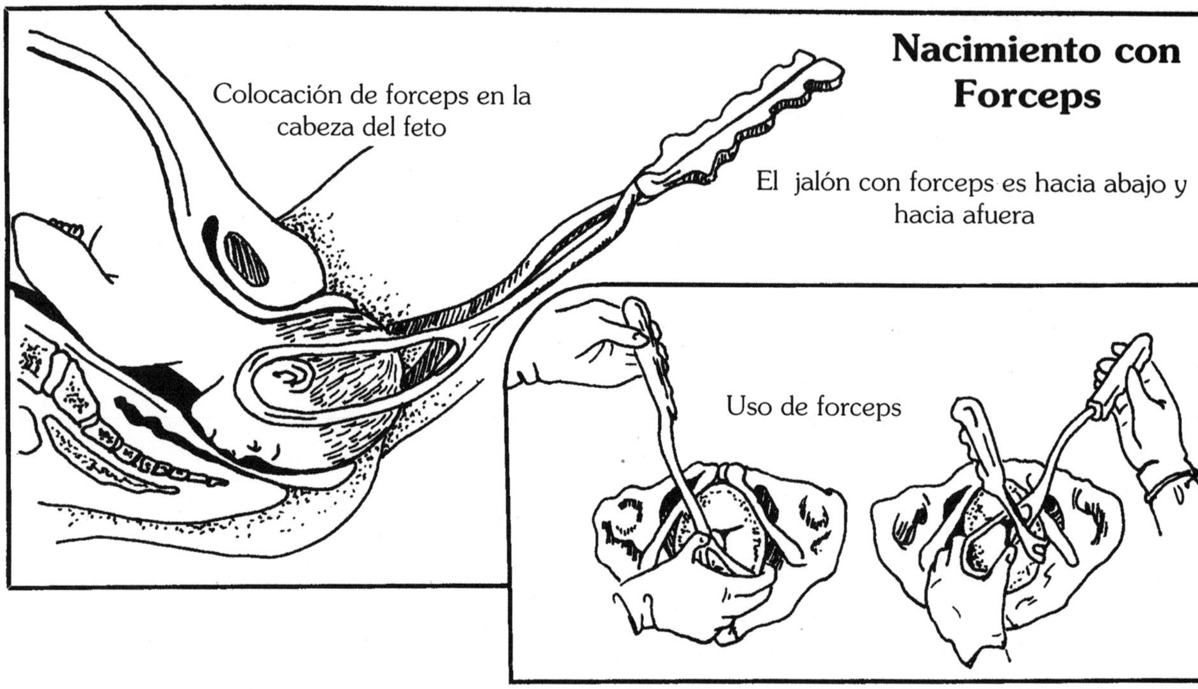
Nacimiento con Forceps
Colocación de forceps en la cabeza del feto
El jalón con forceps es hacia abajo y hacia afuera
Uso de forceps

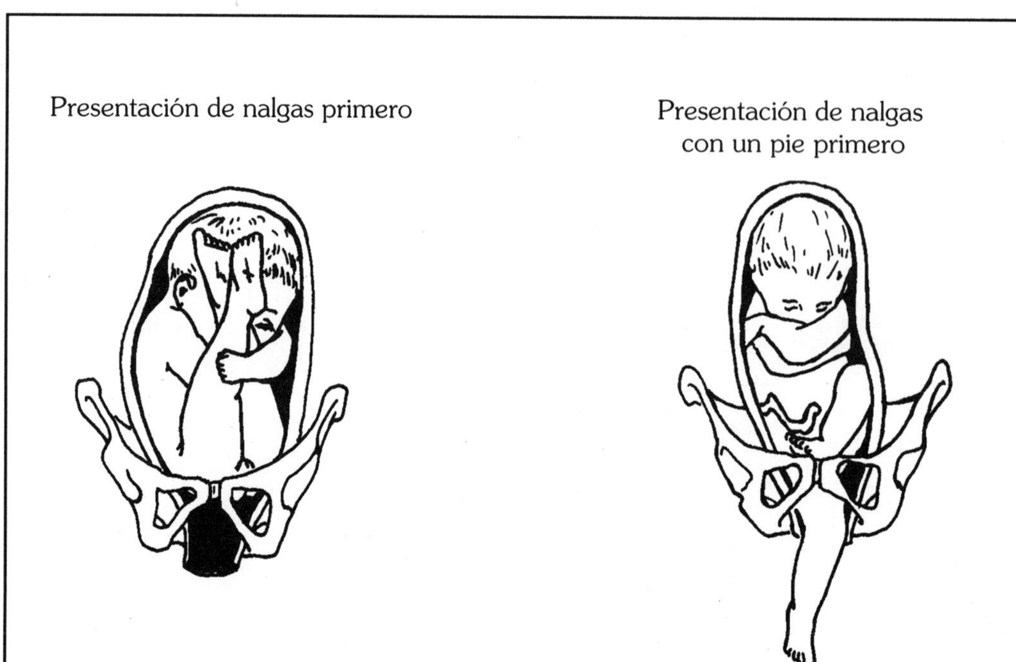
Presentación de nalgas primero
Presentación de nalgas con un pie primero

14

PARTOS ESPECIALES

Induccion De Trabajo De Parto

Bebés por Cita. Cuando existen ciertas complicaciones, tu médico tal vez decida que es mejor para tí y/o tu bebé el inducir el trabajo de parto. Las razones más comunes para inducir el trabajo de parto son toxemia, diabetes, o el estar 2 o más semanas atrasada de tu fecha de parto.

La rutina de admisión al hospital es la misma que si estuvieras ya en trabajo de parto. Un médico o enfermera realizará un examen vaginal para evaluar el cuello de tu matriz (el cervix). Ellos se darán cuenta si la inducción está funcionando, si el cuello de la matriz cambia. Una línea intravenosa (IV) será comenzada para administrarte el medicamento, llamado oxitocin, para hacer que tu matriz se contraiga. El monitor fetal es usado para evaluar la frecuencia de los latidos del corazón del bebé, y así mismo la frecuencia de las contracciones. La enfermera aumentará el oxitocin hasta que tus contracciones sean de 2 a 3 minutos entre cada una y que duren de 40 a 60 segundos como en un trabajo de parto normal.

No hay garantía de que la inducción de parto funcione. Generalmente le toma muchas horas a tu matriz el hacerse a la idea y comenzar a trabajar. Algunas veces, toma varios días de 8 a 10 horas de oxitocin, para tener tu parto.

Forceps

Aunque los forceps no son usados frecuentemente durante los partos, ellos todavía tienen un lugar. Cuando estás demasiado cansada para empujar aunque sea una vez más, o el bebé queda en peligro, el nacimiento por forceps puede acelerar las cosas. Cuando son usados adecuadamente, los forceps son muy seguros.

Extractor por Succion

Algunos médicos prefieren usar un extractor por succión en lugar de los forceps. Una copa suave de silicón es colocada en la cabeza del bebé por medio de succión. Unos jalones suaves son aplicados para extraer la cabeza del bebé.

Nacimiento por Cesarea

Las razones principales para el nacimiento de bebés por cesárea son la presentación de nalgas primero, peligro al bebé, cesárea anterior, y detención del progreso en el trabajo de parto.

De Nalgas Primero: El 3% de los bebés están de nalgas primero en la matriz. Los médicos están muy renuentes a hacer nacer bebés que se encuentran de nalgas primero porque hay una incidencia alta de complicaciones para el bebé aún si el parto va bien. La mayoría de los médicos recomiendan que todos los bebés primerizos, si están de pie en la matriz, sean nacidos por cesárea. Unos pocos médicos están de acuerdo en intentar un nacimiento vaginal si tu bebé no es el primero, pero solamente el 20% de estos nacimientos pueden considerarse como un riesgo que valga la pena.

El médico que atienda el parto de un bebé que se encuentre de nalgas primero, requiere gran experiencia, habilidad y nervios de acero. Demasiadas cosas pueden ir mal; el cordón umbilical puede estrangular y cortar el oxígeno al bebé, o los brazos pueden hacerse nudo sobre la cabeza del bebé. La cabeza debe de ser extraída en solo pocos minutos para prevenir daños cerebrales y/o sofocación. Como regla general no vale la pena tomar el riesgo, especialmente cuando los nacimientos por cesárea son muy seguros.

Nalgas Arriba; Posición Externa: algunos médicos están de acuerdo en intentar el girar a tu bebé antes del nacimiento si él bebé está de nalgas primero. El proceso es realizado en un hospital para seguridad. En el proceso de intentar girar al bebé, es posible provocar que la placenta se separe, o comprimir el cordón umbilical del bebé. Las dos situaciones son de emergencia y necesitas tener tu parto inmediatamente. Por esta razón no es aconsejable el permitirle a alguien que no sea tu médico intentar este proceso cuando estás en tu último mes de embarazo.

No hay garantía, pero el proceso tiene buen resultado en cerca del 75% de las veces que se realiza. Platica las posibilidades con tu médico si quieres evitar la cesárea.

Angustia Fetal: Si el ritmo de los latidos del corazón de tu bebé muestran que ella está en peligro serio y el problema no puede ser solucionado, tú tendrás que dar a luz por medio de una cesárea de emergencia. Los médicos y enfermeras leen el monitor fetal durante el trabajo de parto para estar alertos a cualquier problema que tu bebé pueda tener.

Detencion de Trabajo de Parto.

Cuando tu bebé está demasiado grande para pasar por el canal de nacimiento, el cuello de la matriz no se dilata adecuadamente. Esto es llamado desproporción cefalopélvica (CPD). El bebé queda atorado y no puede nacer vaginalmente como está planeado. Algunas veces aun cuando el bebé no parece ser tan grande, el cuello no se dilata, a pesar de los mejores esfuerzos realizados por todos. Cuando esto sucede la única solución es realizar un nacimiento por cesárea.

Nacimiento Vaginal Después de una Cesárea...VBAC. Si tu nacimiento anterior por cesárea fue realizado por una causa no crónica, como por ejemplo bebé de nalgas primero o peligro al feto, y tu incisión uterina fue transversal baja, puedes tener la oportunidad de realizar un nacimiento vaginal. La incisión transversal baja es muy fuerte. La probabilidad de que el cuello de la matriz se rompa durante el trabajo de parto es muy baja. Si piensas que te gustaría intentar un nacimiento vaginal, platica la posibilidad con tu médico. La gran mayoría de las mujeres que intentan el nacimiento vaginal después de haber tenido una cesárea tienen éxito.

Parto Por Cesárea

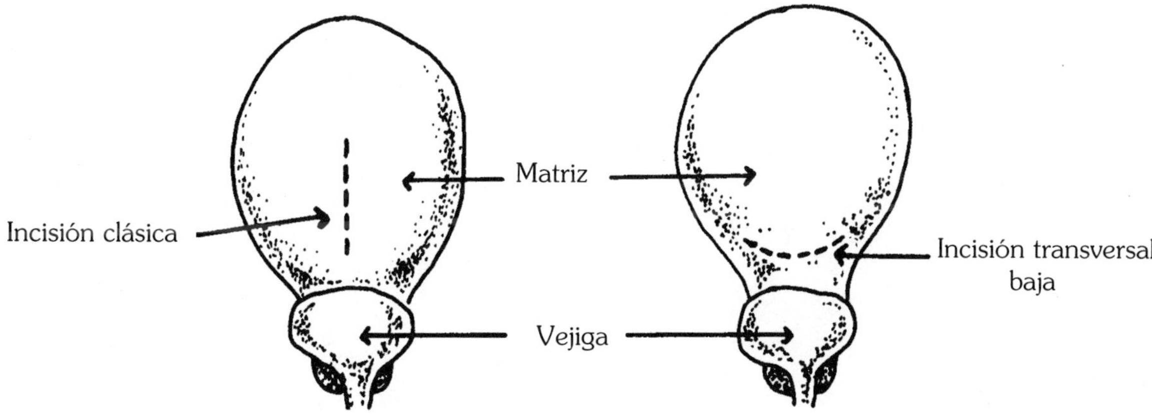

15

TRABAJO DE PARTO Y EL NACIMIENTO

GRANDES ESPERANZAS

La mayoría de la mujeres llegan a su experiencia de parto con una mezcla de exitación, miedo, y temor. Un minuto estás deseosa para la experiencia y la oportunidad de probarte a tí misma. En el siguiente minuto te estás preguntando en qué lío te has metido. Te das cuenta de que no te puedes hacer para atrás. Es importante que tengas esperanzas reales para ti misma. Poniendo metas imposibles, terminarás desilusionada. Por ejemplo, si tú guardas cama cada mes con cólicos menstruales, sería tonto pensar que puedes pasar por el parto sin ninguna clase de medicina para ayudarte. Todos tenemos una tolerancia diferente al dolor. Tú no sabrás realmente tu reacción a los dolores de parto hasta que los estés sintiendo. Sé gentil contigo misma. Aquí te mostramos algunas formas que puedes planear con anticipacion para la ayuda y el apoyo que necesitas. La primera cosa muy importante en tu lista debería ser una persona que te respalde...tu esposo, madre, hermana o amiga. La persona que te respalda debería ser alguien que aprenda las técnicas de preparación para parto contigo y te ayude a usarlas durante el trabajo de parto. Recuerda, el enemigo mayor que tienes durante el trabajo de parto es el miedo.

RELAJAMIENTO

Temor y tensión crean pánico. Bloquean tu abilidad de trabajar con tus contracciones. En las clases de preparación de parto te enseñan técnicas de relajamiento que ayudan a tu mente y cuerpo a trabajar juntos. Aprendes control sobre tu cuerpo a través de ejercicios que te ayudan a concentrarte y enfocarte en imágenes relajantes.

APRENDIENDO A RELAJARSE

PRIMER NIVEL

1. Respira lento y profundamente tres veces. En la parte profunda de la inhalación haz una pausa de dos segundos y entonces deja salir el aire. Respira natural y rítmicamente inhalando por la nariz y exhalando por la boca. Mantén los labios ligeramente abiertos. Imagina un globo inflando y desinflando en tu estómago.
2. Cierra los ojos fuertemente y tensa la cara; luego relájate.
3. Aprieta los dientes y luego relájalos, permitiendo tu lengua caer desde el paladar de tu boca.
4. Dobla tu cuello hacia adelante permitiendo tocar tu barbilla en tu pecho.
5. Alza los hombros hacia tus orejas, luego déjalos caer hacia adelante en una caída relajada.
6. Aprieta tu mano derecha con firmeza y relájala. Repítelo con la mano izquierda.
7. Haz una inhalación profunda . Llena tus pulmones de aire y retenlo por dos segundos o tres; después exhálalo completamente.
8. Contrae los músculos de tu estómago tan fuerte como sea posible y después descánsalos.
9. Aprieta los músculos de tus nalgas y de la vagina (Ejercicios de Kegel), luego relájalos.
10. Tensa los músculos de tu pierna derecha, luego relájala. Repítelo con tu pierna izquierda.
11. Flexiona tu pie derecho. Apunta los dedos de tus pies hacia tu cuerpo y después relájalos. Repítelo con tu pie izquierdo.
12. Siente como se relaja tu cuerpo completamente.

SEGUNDO NIVEL

1. Respira lento y rítmicamente.
2. Tensa los músculos de la cara y luego relájalos.
3. Tensa el cuello y los hombros, luego relájalos.
4. Aprieta las manos y tensa los brazos, luego relájalos.
5. Tensa el abdomen y las nalgas, luego relájalos.
6. Tensa las piernas y los pies, luego relájalos.

TERCER NIVEL

1. Usa la respiración rítmica.
2. Relaja tu cara.
3. Relaja la parte alta de tu cuerpo.
4. Relaja la parte baja de tu cuerpo.

Imagina el relajamiento como una luz de energía fluyendo de arriba hacia abajo. Mientras la luz atraviesa tu cuerpo, imagina la tensión saliendo por las yemas de tus dedos y pies hasta que desaparece completamente.

Conforme usas los ejercicios de relajamiento más y más, podrás llegar con rapidez a un estado relajado. La única diferencia entre los tres niveles es la práctica.

Juegos de la Mente

La mente es una herramienta maravillosa que te puede ayudar o te puede perjudicar. El dolor y temor resultan cuando sientes que no tienes control sobre tu cuerpo. La clave es programar tu mente para controlar tu cuerpo, y no al revés. Una actitud confiada y positiva es una herramienta muy valiosa para un parto exitoso. Programar tu mente es simple, pero requiere práctica. Las técnicas de relajamiento progresivo combinan el respirar el lento y profundo con la visualización, lo cual es una forma de soñar despierta llamada imagen guiada. Tú comienzas a relajarte progresivamente en la parte alta de tu cabeza y terminas en los dedos de tus pies. Llegas a estar más consiente de tu cuerpo alternando relajamiento y tensión de varias partes de tu cuerpo. Llegas a estar más familiarizada con tu cuerpo y con lo que te dice. Tu mente y cuerpo aprenden a trabajar como un equipo eficiente.

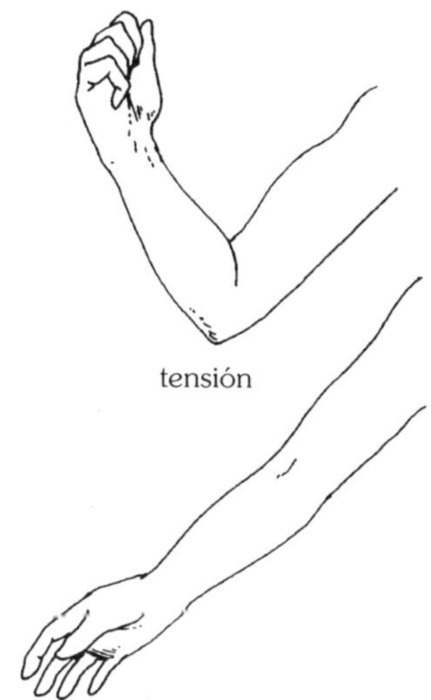

Aprendiendo a Relajarse

Siéntate cómodamente en una silla, con los pies planos en el piso, la espina dorsal derecha, manos relajadas a tus costados y con las palmas hacia arriba; o siéntate en una cama con la espina dorsal derecha y las rodillas dobladas. Para tu comodidad usa almohadas para soportar tus rodillas. Escucha algo de música pacífica,relajante.Cuando estés cómoda, cierra tus ojos y haz tres respiraciones profundas. Inhala y exhala. Comenzando en la parte alta de tu cabeza, progresivamente tensa y relaja cada parte de tu cuerpo.Concéntrate en la diferencia entre sentirte tensa y sentirte relajada. Usa la sección llamada "Aprendiendo a Relajarse" como tu guía.

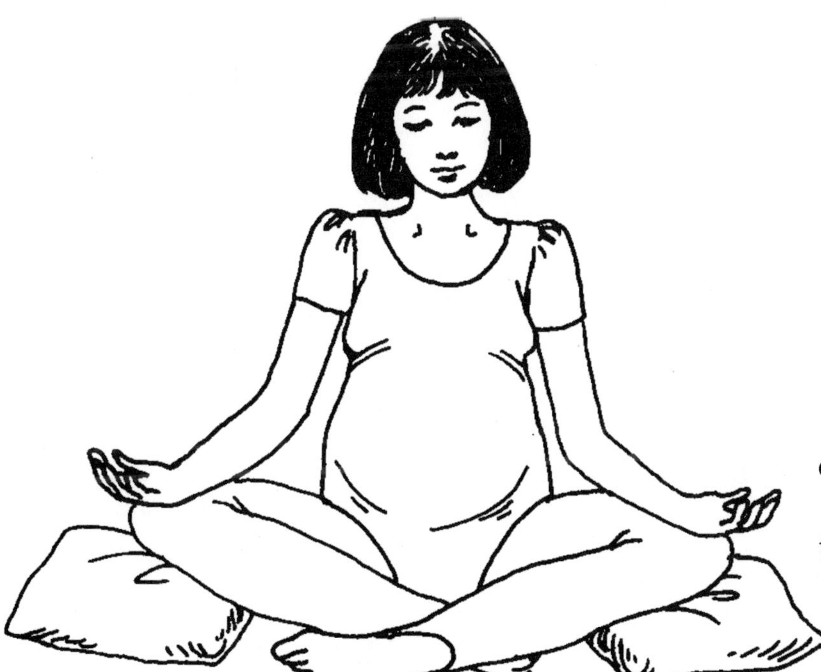

Ejercicios De Respiracion

Respiración rítmica y concentración ayudan al relajamiento. Cuando llegues ser conciente de tu ritmo natural de respiración te ayudará a prevenir la respiración demasiado rápida que causa la hiperventilación, un problema común durante el trabajo de parto. Cuando estás hiperventilada, tus dedos y cara se adormecen y sientes que te falta aire. La mejor manera de evitar que esto suceda es evitando la ansiedad y bajando el ritmo de tu respiración.

Tres tipos de respiración son enseñadas en las clases para preparación de parto. Es mejor no empezar las técnicas de respiración hasta que tus contracciones sean muy regulares, intensas, y te causen incomodidad. Si tú las usas demasiado pronto en el trabajo de parto, puedes cansarte demasiado. La respiración lenta y pausada (#1) es el ejercicio que usarás con más frecuencia. Intenta los otros dos en varias etapas para ver si son más efectivos. Tal vez te darás cuenta que tienes que cambiar hacia atrás y hacia adelante entre los ejercicios. Algunos maestros que imparten clase para preparación de parto recomiendan hacer una inhalación profunda y una exhalación completa del aliento al principio y al final de cada contracción. Ellos llaman a esto "purificando la respiración".

#1 Respiracion lenta pausada

Este ejercicio es el más relajante y ayuda a prevenir la hiperventilación. La respiración lenta pausada se usa durante tus ejercicios de relajamiento. Tu respiración es la mitad de tu ritmo normal. Los músculos de tu pecho y abdomen se usan con este ejercicio. La respiración lenta pausada es relajante y ayuda a permanecer calmada.

#2 Respiracion pausada modificada

Tu respiración es más rápida con este ejercicio pero no tan rápida como dos veces tu ritmo normal. Esta respiración #2 es usada más frecuentemente cuando tus contracciones son muy intensas. Esta puede dar como resultado la hiperventilación si no tienes cuidado. Regresa a la respiración #1 cuando termine la contracción.

#3 Modelo de respiracion (jadeo)

Este tipo de respiración es de mucha ayuda cuando sientes mucha presión cuando es demasiado pronto para empujar. El ritmo de respiración es la misma que la #2. Este modelo combina la inhalación corta y superficial con un soplo fuerte en la exhalación. Mientras exhalas, has de cuenta que estás apagando una vela. Concentrándote en el soplo de la exhalación, puedes evitar esa respiración profunda que te hace querer empujar.

Imagines pacíficas

Los ejercicios de respiración están combinados con imágenes pacíficas y relajantes, llamadas puntos focales, que te recuerdan permanacer calmada. Si mantienes tus ojos abiertos durante las contracciones un dibujo colocado a nivel de tus ojos puede ayudarte a permanecer en un estado de calma. Si mantienes tus ojos cerrados, tal vez visualices un bosque verde y fresco o una cascada de agua tibia cayendo sobre ti y relajando todo tu cuerpo. Cualquiera de las dos te hace sentir calmada. Muchas mujeres usan la música para enriquecer ese estado de calma.

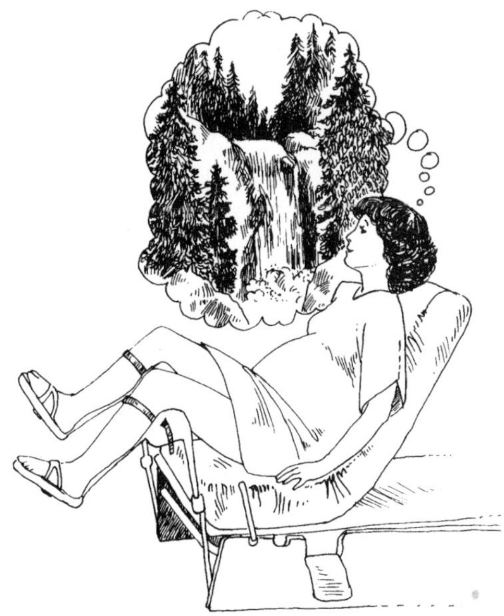

La luna llena y otros mitos

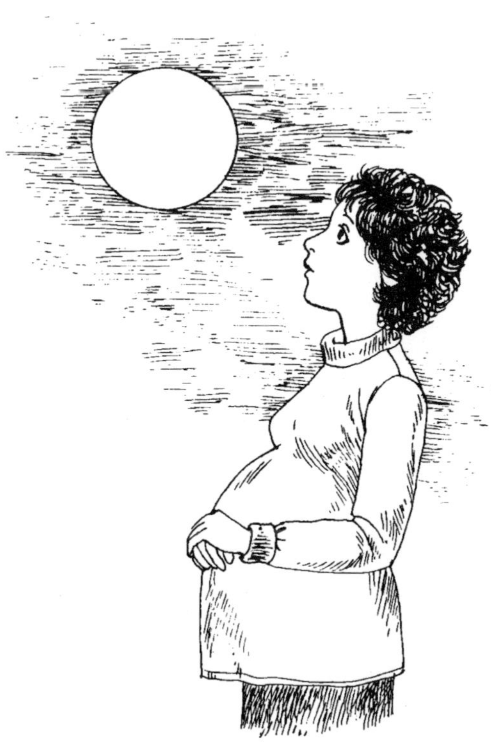

El embarazo es un tiempo mágico y místico en la vida de las mujeres. Es tierra fértil para mitos y conceptos erróneos. Muchos "cuentos de viejas" son pasados de generación en generación y cada cultura es rica en su propia tradición. Es difícil comúnmente separar la realidad de la ficción. Demos un vistazo a los mitos más comunes.

Llega el momento en que te sientes enferma de estar embarazada tanto tiempo que puedes llegar a sentirte un poco loca. Le pides a la luna llena que te ponga en trabajo de parto. De acuerdo a los análisis científicos, las fases de la luna no tienen ningún efecto sobre el número de bebés nacidos. Lo siento.

Alguna gente cree que más bebés nacen durante la noche, pero las estadísticas muestran que los nacimientos están igualmente divididos entre días y noches.

El aceite de ricino ha sido usado por muchas mujeres a través de los años para comenzar su trabajo de parto, pero todo lo que realmente tendrás serán cólicos intestinales y diarrea. Te sientes tan mal que distraes tu mente de estar embarazada...temporareamente

Muchas mujeres se preocupan sin necesidad cuando se rompe su fuente de agua, porque temen lo que se llama un "nacimiento seco". No existe tal cosa. El trabajo de parto comienza comúnmente en pocas horas y tú formarás nuevo líquido amniótico para reemplazar el que perdiste.

Tener al bebé en la posición correcta es un pasatiempo popular. Tener masaje lijero de abdomen es muy relajante, pero tal vez estés perdiendo tu tiempo y dinero si esperas más. Los bebés, hasta que se acomodan en el canal de nacimiento justo antes del parto, cambian de posición frecuentemente. Si tu bebé está en posición de pies (nalgas primero) durante las últimas semanas del embarazo, algunos médicos intentan voltear al bebé. Este es considerado un proceso riesgozo el cual debe ser hecho en el hospital en caso de que ocurran complicaciones.

Tal vez seas advertida de evitar comer picante, ya que éste irritará la piel del bebé y puede nacer con rozaduras. No es cierto. Puedes continuar comiendo todos los alimentos que normalmente comes. Tu bebé no será afectado. Tampoco es cierto que los bebés velludos (con pelo) te producen agruras.

Si han transcurrido siete años o más desde que tuviste tu último bebé, tal vez seas advertida de que tu parto será como el primero...no son exactamente buenas noticias. Puedes relajarte, porque esto no es cierto. Tienes crédito por tu experiencia anterior...y con un poco de suerte tal vez sea un parto más corto que el primero.

ANTICIPACION

En las últimas semanas del embarazo te encontrarás preocupada con pensamientos de trabajo de parto y con bebés. Es común tener sueños extraños en los cuales das a luz a cachorritos en lugar de un bebé, o tienes un bebé pero lo pierdes. Tus temores acerca del parto y nacimiento molestan continuamente a tu mente. Esperas no perder el control. Es un pensamiento serio el darte cuenta que tu matriz trabaja por sí sola y que no puedes controlarla. Esperas que tu matriz trabaje bien y que no te haga quedar mal.

Señales y sintomas de trabajo de parto

No importa si estás teniendo tu primer bebé o el quinto, el decidir si estás realmente en trabajo de parto puede ser confuso. Sólo hay dos señales reales para el trabajo de parto.

1. Contracciones regulares y fuertes que duran de 40 a 60 segundos.
2. Tu cervix (cuello de la matriz) se está abriendo (dilatando) para permitir pasar al bebé. La dilatación se mide en centímetros (cms) del 1 al 10. Diez centímetros es aproximadamente el tamaño de una toronja grande.

Para decidir si es realmente el trabajo de parto, checa tus contracciones fijándote en estas tres cosas:

1. ¿Qué tan separadas están unas de otras?
2. ¿Qué tan fuertes son?
3. ¿Cuánto duran?

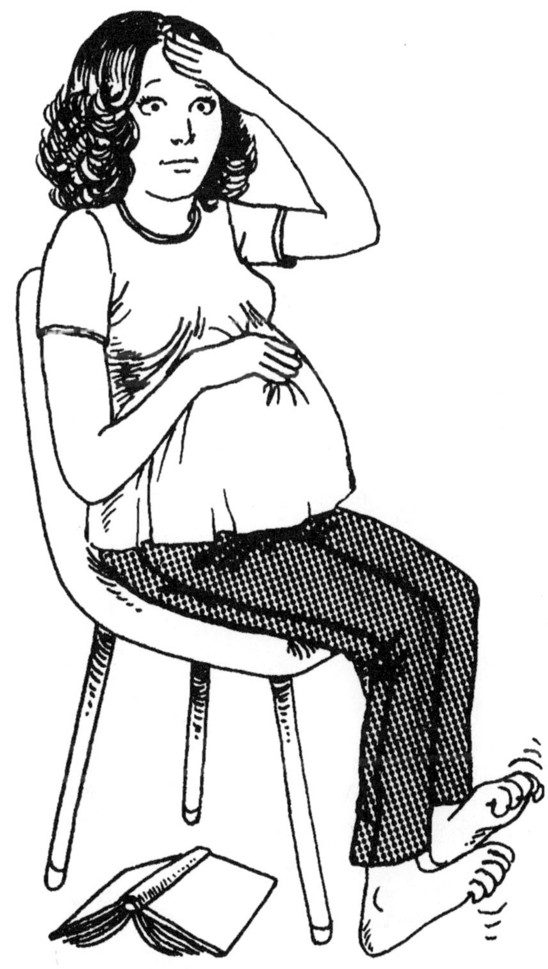

Tu médico o enfermera te harán estas preguntas cuando les llames.

¿Qué tan separadas están unas de otras? El tiempo entre tus contracciones es medido desde el comienzo de una hasta el comienzo de la siguiente contracción. Tu contracción comienza cuando sientes tu abdomen duro, no cuando sientes por primera vez dolor en tu espalda.

¿Qué tan fuertes son? La tolerancia al dolor es diferente en todas las personas. Algunas tienen muy poca tolerancia al dolor y otras pueden sonreír en una cama de clavos. Para determinar qué tan fuertes son tus contracciones, lo cual significa qué tan fuerte está trabajando tu matriz, sigue esta guía sencilla :

1. Pon las manos encima de tu abdomen. Ahí es donde tu matriz se contrae, aunque sientes dolor en la parte baja de tu abdomen.

2. Con las yemas de tus dedos, empuja sobre tu abdomen para sentir cuan firme está.

Las contracciones ligeras son levemente incómodas, pero se sienten más como estar apretando el abdomen. Es como tocar la punta de la nariz. Se siente firme, pero no dura como una piedra.

Las contracciones moderadas se sienten duras como tu barbilla. Más duras que tu nariz, pero aún así, no son como piedra. Estas contracciones te hacen fruncir la cara pero no tanto como para retorcer tus dedos.

Las contracciones fuertes te hacen retorcer los dedos y tienes que parar lo que estás haciendo cuando esto te ocurre. Se sienten tan duros como la frente de tu cabeza...como una piedra.

¿Cuánto duran? Comienza contando los segundos cuando sientes tu abdomen endurecerse, no cuando el dolor de espalda comienza. Deja de contar cuando tu abdomen comienza a suavizarse y relajarse, no cuando la contracción desaparece completamente. Solamente cuenta los segundos en que la cabeza del bebé está empujando contra el cuello de la matriz. Aun las contracciones más largas y fuertes duran aproximadamente 60 segundos.

Síntomas dudosas de trabajo de parto

La siguiente lista no es de síntomas confiables de labor de parto verdadero .

Manchas de sangre ocurren cuando los pequeños vasos sanguíneos en el cuello de la matriz se vuelven muy frágiles. Algunas causas comunes que ocasionan las manchas de sangre son:

1. El examen vaginal produce un ligero flujo de sangre. Puede durar algunos días, cambiando de rojizo brillante al café obscuro.

2. Las relaciones sexuales ocasionan lo mismo al cuello de tu matriz que el examen vaginal.

3. Conforme el cuello de tu matriz adelgaza y "madura" durante las últimas semanas del embarazo, algunos pequeños vasos sanguíneos dentro del mismo se

rompen y producen una mezcla de sangrado mucoso que tal vez encuentres en tus calzones. La mucosidad tal vez sea tan fuerte que necesitas usar toalla sanitaria. Es común el confundir las manchas de sangre con el verdadero sangrado, el cual es una emergencia. El sangrado real es de color rojo brillante. Si se derrama con abundancia, corre a lo largo de tu pierna y llena tu zapato—eso es sangrado. Si tienes alguna duda, llama a tu médico. Anota el color y cuánta cantidad piensas que perdiste (cucharada, taza). Si estás usando toalla sanitaria, ¿está completamente empapada o solo está manchada con unas gotas?

Tapon mucoso

El cuello de la matriz está sellada con una substancia llamada tapón mucoso. Conforme el cuello empieze a abrirse, el tapón se cae y sale. Este es parecido a una combinación de mucosidad y gelatina mezclada con sangre vieja y obscura. Es absolutamente inútil como señal de trabajo de parto. Olvida que alguna vez lo tuviste.

Ruptura de la fuente de agua (ruptura de membranas)

Como regla general, cuando la bolsa de agua que rodea al bebé se rompe las contracciones empiezan inmediatamente después. Cuando tu bolsa de agua se rompa, llama a tu médico, aunque no estés sintiendo contracciones todavía. A partir de que la bolsa de agua se rompe la barrera contra infecciones desaparece. No tengas relaciones sexuales. Toma un baño de tina o de regadera. Tu médico tal vez quiera que vayas al hospital a esperar que el labor de parto comience.

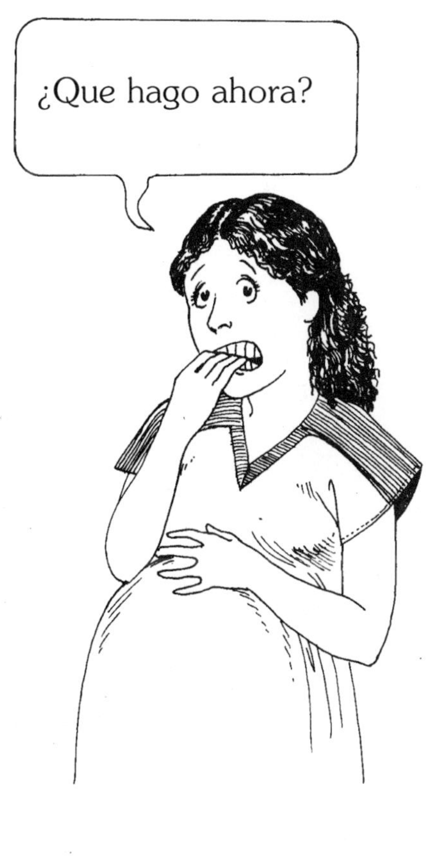

¡Realmente Esta Ocurriendo!

¡ Por fin ! Tus contracciones son regulares y fuertes desde hace un rato. Estás alborotada porque sabes que ha llegado finalmente el tiempo de tener a tu bebé. Recuerdas todos esos ejercicios de la clase de preparación de parto que tomaste y deseas haber practicado más. Estás ansiosa por actuar.

Etpas Del Trabajo De Parto

El trabajo de parto se divide en tres etapas. La primera etapa tiene tres fases. Las contracciones de la fase primera adelgazan y acortan el cuello de la matriz. Es similar al pasar un sweter de cuello de turtuga a travéz de tu cabeza. Durante la fase activa, el cuello de la matriz se dilata de 1 centímetro hasta tener 8 centímetros. La fase de transición que dilata el cuello de la matriz de los 8 hasta tener los 10 centímetros es corta pero muy intensa. Tu bebé nace durante la segunda etapa después de que el cuello de la matriz está completamente dilatada. Durante la tercera etapa, la placenta es arrojada.

El calentamiento: Principios del trabajo de parto

Durante la fase primera del trabajo de parto, es normal estar muy alborotada. Trata de controlarte. Es mejor tomarlo con calma. Tu matriz tiene mucho trabajo que hacer antes que el trabajo de parto activo comience. Recuerda, todavía tienes que terminar de adelgazar y estrechar el cuello de la matriz antes que comiencen las dilataciones. Tus contracciones serán de suaves a moderadas en calidad. Puedes seguir sonriendo. Es tiempo de leer y relajarse. Siéntate y camina alternadamente. Come ligero y toma algunos líquidos, para que no te deshidrates. Un regaderazo caliente también te ayudará a relajarte.

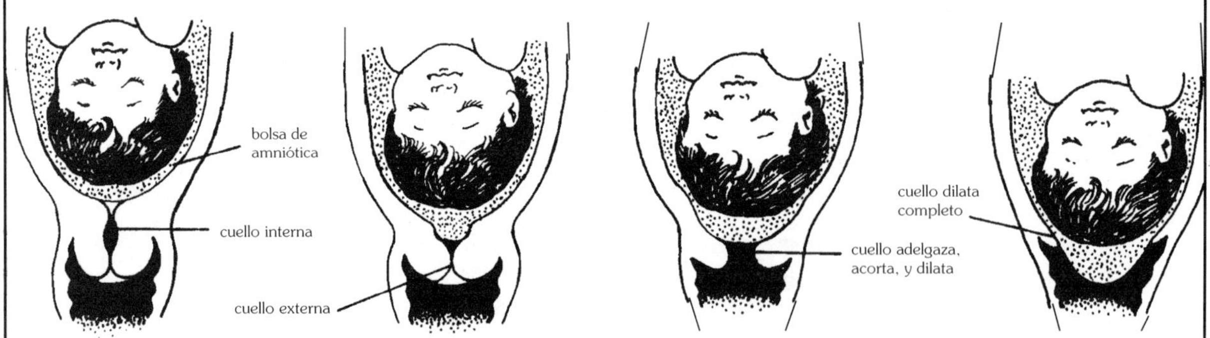

Como el cuello de la matriz adelgaza, acorta, y dilata

Que comer

Si piensas que estás en trabajo de parto, no comas comidas pesadas. Durante el trabajo de parto, tu estómago toma más tiempo para digerir la comida. Es común vomitar durante el trabajo de parto cuando tienes aproximadamente 8 centímetros de dilatación. Si vomitas chile sobre tu médico o enfermera, no se van a sentir muy felices. No hagas una parada de abastecimiento en el local de comidas rápidas en camino al hospital. Después del nacimiento, puedes pedirle a tu esposo o a la persona que te respalda que te lleve todas tus comidas favoritas. A principios de trabajo de parto, es preferible comer sopas ligeras como el caldo de pollo, galletas saladas, gelatina, jugo de manzana, y té diluido. Vas a estar trabajando duro, así que vas a necesitar reemplazar los líquidos que vas a perder a través del sudor. La deshidratación puede impedir que tu matriz trabaje en su mejor forma.

En el hospital

Si este es tu primer bebé, te van a llamar primeriza. Con bebés subsecuentes te volverás "veterana". Las vetaranas generalmente tienen partos más cortos que las primerizas. Como regla general los primeros bebés toman de 12 a 18 horas para nacer. El trabajo de parto de las veteranas es aproximadamente de 6 a 8 horas. Ten en la mente que cada trabajo de parto es diferente. Mientras estés progresando en tu trabajo de parto, eso es lo único que cuenta. Mantén una actitud positiva. Si esperas hacerlo bien, lo harás.

Hay ciertas rutinas que los hospitales y médicos siguen. La siguiente lista te dará una idea sobre qué esperar cuando vayas al hospital. Afortunadamente algunas de las más rutinas molestas se están olvidando.

Rozaurando y Limpiando

A principios del siglo los médicos empezaron a tratar el nacimiento como un proceso quirúrgico. La mujer tenía que tener su vello púbico rasurado y su intestino limpiado con un lavado intestinal. El pelo era limpiado con kerosina y se daban duchas vaginales con bicloro de mercurio, lo cual fue muy popular. El champú de kerosina y las duchas de mercurio se han vuelto anticuados, pero una versión modificada de la rutina de rasurar y el lavado intestinal permanecen. Para evitar ser rasurada, corta tu vello púbico muy corto antes de ir al hospital. Si no quieres el lavado intestinal, da la sonrisa más dulce que tengas al decir, " no, gracias". Tienes la opción de escoger.

Menu Por Favor

La mayoría de los hospitales no te darán comida ni bebida durante el trabajo de parto. Pedacitos de hielo generalmente son la única cosa en el menú. Todos están preocupados de que si tomas grandes cantidades de líquidos, los vomitarás conforme tu trabajo de parto progrese.

Liquidos Intravenosos (IV)

Si llegas a tu trabajo de parto con la lengua parecida a un coco seco y tu orina es del color del piloncillo, estás deshidratada. La falta de líquidos puede hacer que tu matriz no trabaje eficientemente. Necesitas líquidos para llenar tu tanque y mantener tu matriz bien afinada. El líquido intravenoso es la forma más efectiva para llenar tu tanque. El sangrado, parto inducido, anastésicos, y peligros al feto son otras razones para usar los líquidos intravenosos. Aunque una aguja es usada para aplicar los fluidos intravenosos, un tubo de plástico es insertido dentro de la vena. La aguja es retirada. No sientes la incomodidad de la aguja. No sientes el tubo de plástico y puedes usar tu brazo con facilidad.

Monitor Fetal

Un abrazo de despedida. Durante las contracciones, la sangre es expulsada de la placenta. Estos abrazos de despedida de la matriz causan que el bebé retenga el aliento por aproximadamente 60 segundos (Ve la sección llamada "Exámenes Para Seguir el Desaroolo Correcto del Feto"). Este es un ejercicio extenuante para el bebé. Un bebé sano puede tolerar el "stress" del ejercicio. Aquellos bebés que no pueden tolerar ni cortos períodos de reducción de oxígeno se pueden angustiar. El monitor fetal te muestra cómo reacciona el bebé a las contracciones.

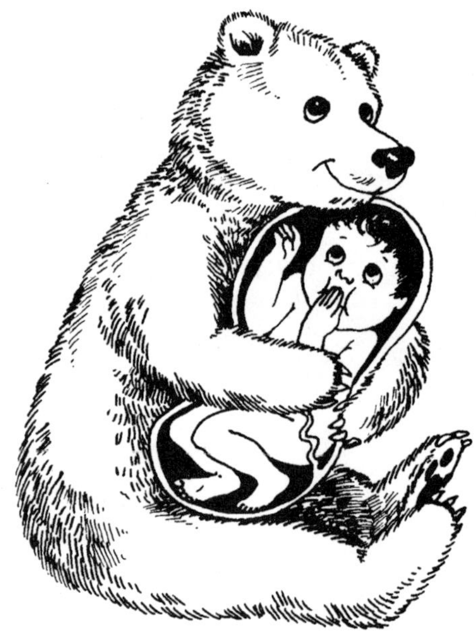

Un abrazo fuerte de despedida de la matriz

¿Todo Está Bien? El monitor fetal provee una imagen contínua de las reacciones del bebé a las contracciones. Cuando el trazo del monitor es normal, es un 99% de predicción de un buen resultado—es reconfortante para todos. Si el monitor muestra que el bebé está teniendo problemas, una acción temprana puede evitar problemas futuros.

Pordentro O Por Fuera. El monitor fetal se usa por cualquiera de dos métodos, interno o externo (ve el capítulo del libro llamado Exámenes Para Seguir el Desarollo Correcto del Feto"). El método interno es una forma más precisa de medir y evaluar los latidos del corazón del bebé. Un alambre delgado, llamado electrodo, es insertido exactamente bajo el cuero cabelludo del bebé. El electrodo es menos doloroso para el bebé que las contracciones. Es como picándote con alfiler en la piel muerta de un callo de tu mano.Tus contracciones pueden ser medidas mediante un tubo suave lleno de agua (cateter) el cual es insertido dentro de la matriz al lado de la cabeza del bebé. Cuando tu matriz se contrae, el tubo es comprimido. El monitor mide la fuerza de la presión. El checar la fuerza de tu contracciones es importante si tu labor de parto no está progresando y /o se debe de usar medicina para aumentar la fuerza de las mismas.

¿ Quién lo Necesita? Las mujeres embarazadas son consideradas de alto o bajo riesgo. Un embarazo de bajo riesgo es aquel que no tiene problemas de embarazo y que no usa medicinas. El trabajo de parto se mantiene sin complicaciones. Si tu embarazo ha transcurrido sin problemas (bajo riesgo), el monitor fetal tal vez no sea usado, o sólo se usa por poco tiempo.

El embarazo de alto riesgo incluye varias condiciones de la madre las cuales podrían afectar la habilidad del bebé para soportar la tensión del labor de parto. El monitor fetal puede ser usado para los siguientes problemas:

- *Toxemia (preeclampsia)*
- *Diabetes*
- *Hipertensión crónica*
- *Parto tardío (más de 42 semanas)*
- *Parto prematuro (menos de 37 semanas)*
- *Bebé en posición de nalgas primero*
- *Señales de peligro del feto*

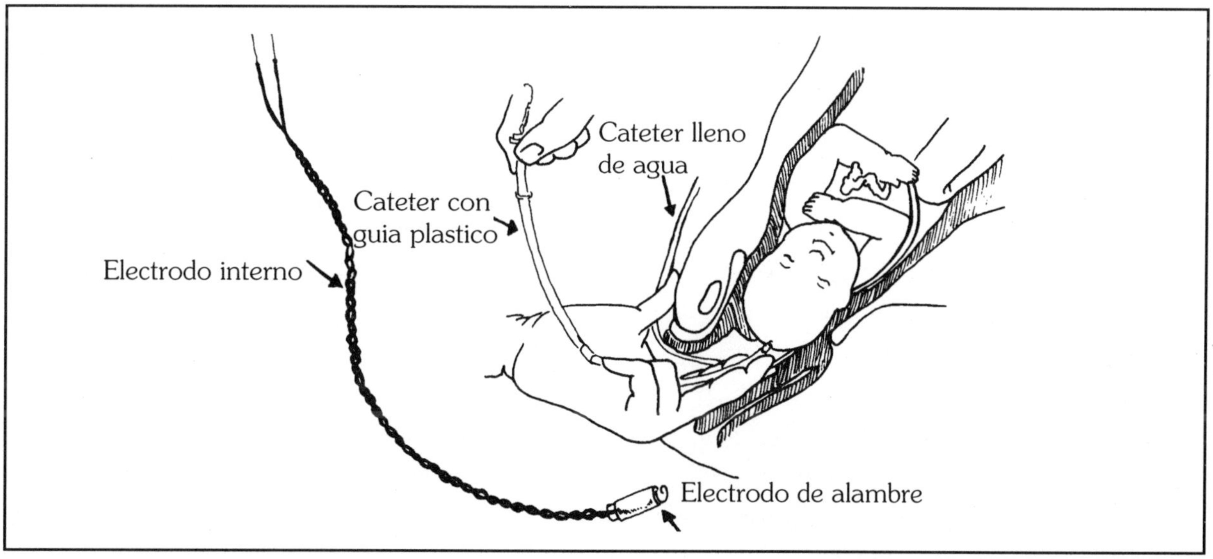

Rompiendo la Fuente—Amniotomia

La bolsa de agua que rodea a tu bebé puede afectar tu labor de parto. Algunas veces el romper la bolsa de agua (amniotomía) puede acelerarla. Si el cuello de tu matriz se está dilatando muy lentamente, tu médico o partera tal vez quiera romper tu bolsa de agua. Algunas veces esto acelera las cosas, otras veces no. Si el monitor fetal interno va ser usado, la bolsa de agua tiene que romperse. El proceso es sin dolor. Solo sentirás la presión del examen vaginal.

Sugerencias Para El Papa Entrenador

El proceso de nacimiento ha sido un asunto estrictamente de mujeres. Como futuro papá, hubieras sido excluído y olvidado...dejado a la preocupación, mordiendo las uñas de tus dedos, comprando puros, y calmando tus nervios en el bar. Mucho ha cambiado. El nacimiento de un bebé es un evento familiar...una

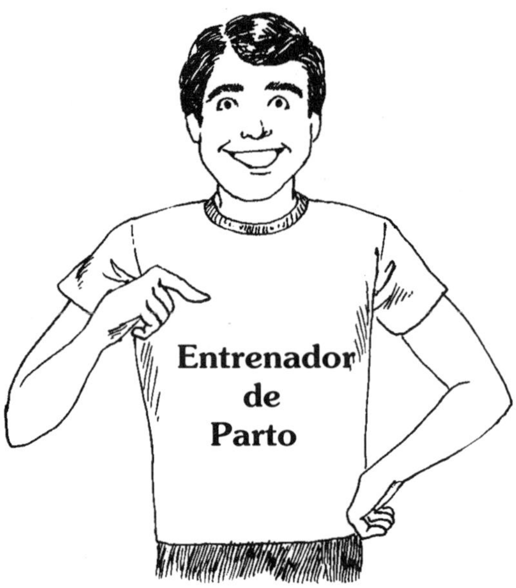

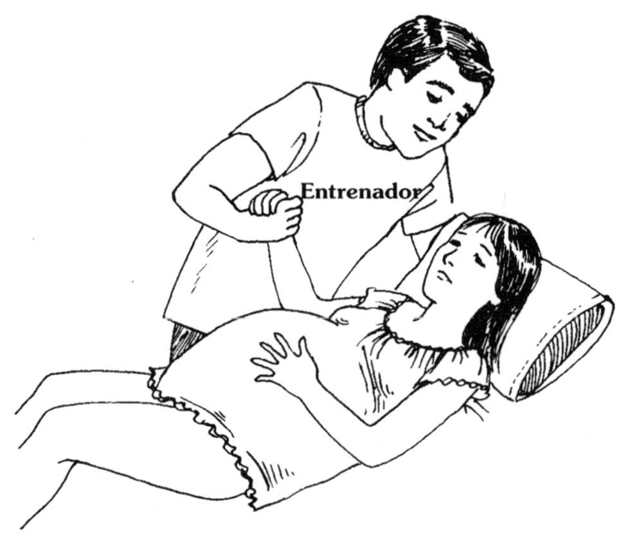

celebración de vida para ser compartida. Ahora tienes el papel importante de entrenador y la más importante persona de respaldo. Las clases para preparación de parto proveen las guías y el entrenamiento en donde aprendes cómo ayudar a tu esposa durante el labor de parto.

El labor de parto causa tensión entre ustedes dos. Tu ansiedad viene de ver a tu esposa con dolores. El saber cómo ayudarla reducirá tu ansiedad. Aunque hayas aprendido todos los ejercicios en las clases de preparación de parto, tal vez te sientas tonto ahora que ha llegado el tiempo de usarlos. Tú también tienes ansias de actuación. Es normal. Tu papel de entrenador comienza bastante antes que el trabajo de parto. Tu trabajo es ayudar tu esposa aprender y practicar las técnicas enseñadas en clase. Cuando el "gran evento" llega, estás como el entrenador listo para la gran pelea. Te sientas en la esquina del peleador y la aplaudes durante su pelea con las contracciones. En medio de la pelea con ellas le limpias su frente, le infundes aliento, y le envías de regreso al ruedo cuando la contracción siguiente empieza. Habrá veces durante el trabajo de parto en que ella no esté disponible

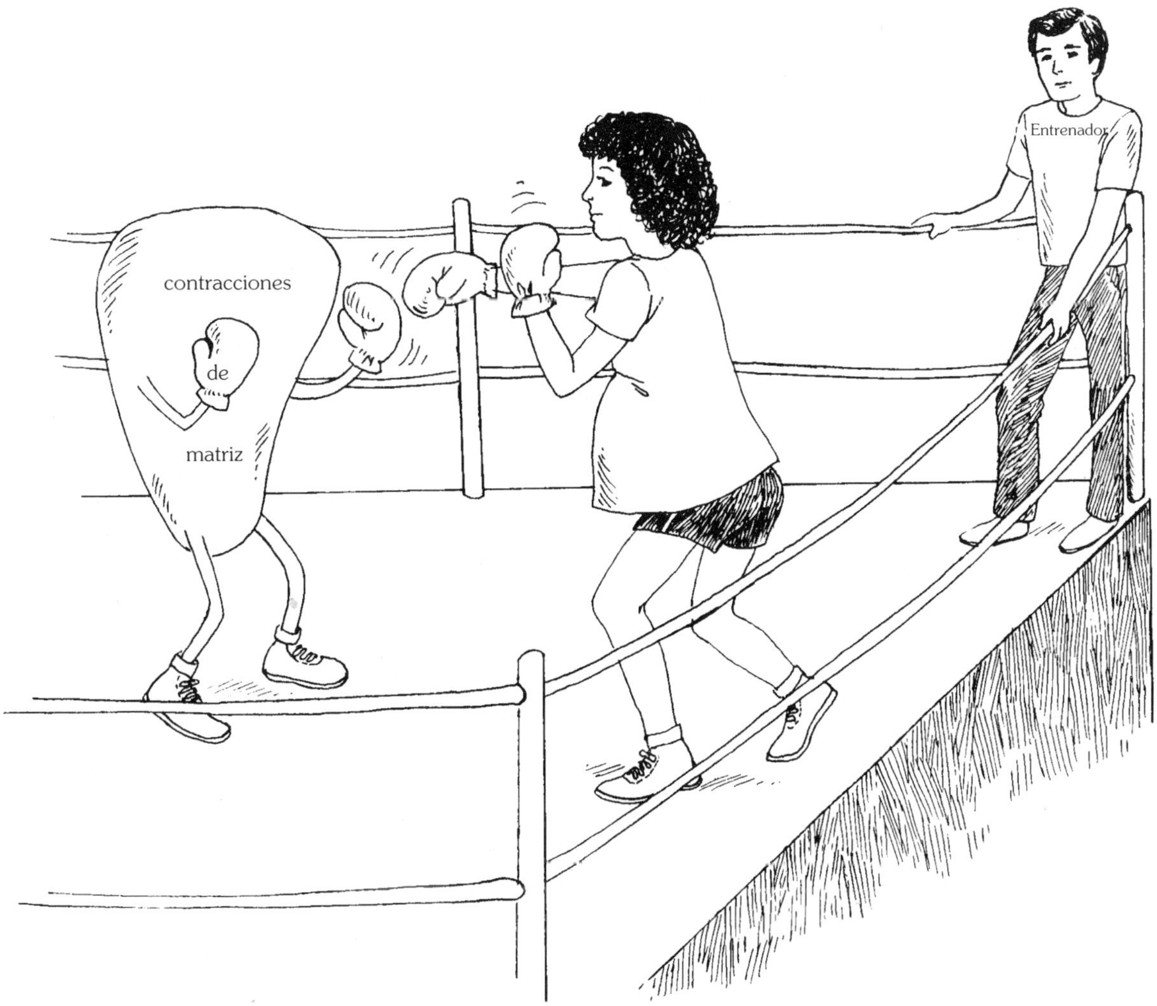

para pensar lo suficientemente claro para recordar algunas de las técnicas. Esto es como estar borracha sin tomar. Ella necesita que le recuerdes qué hacer. Tú puedes guiarla a través del trabajo de parto. Significa mucho para ella el tenerte participando en el nacimiento del bebé de ustedes. Ella te necesita a tí y también tu fortaleza.

Durante la fase activa del trabajo de parto, la concentración de ella se vuelve muy intensa. Tal vez sientas que ella no te necesita. No te preocupes...¡ sí te necesita ! En este momento, a ella no le interesan pláticas sin importancia. No le hagas pláticas largas. Dale indicaciones positivas. Por ejemplo, dile "relájate", en lugar de "no te pongas tensa". Necesitas decirle qué hacer, en lugar de qué no hacer. Mantén tu voz baja y no te impresiones si tu dulce y frágil flor comienza a usar un lenguaje que haría sentirse apenado a un bandido. Esto es muy común y ella no recordará después qué fue lo que dijo. Un caballero tampoco se lo dirá.

Tú la puedes ayudar mantener la calma y asegurarle que sólo una persona le dará instrucciones. Es muy confuso para ella el tener a varias personas hablando al mismo tiempo. Si tienes algún otro familiar alrededor, también pueden estar emocionados. Todos quieren participar en el acto. Si piensas que hay mucha gente alrededor, pídeles que tomen un descanso y que te dejen solo con ella por un momento.

El trabajo de parto requiere una gran condición física y emocional. Lo que más necesita de tí es respaldo y comprensión. Si ella cree que necesita algúna medicina, no la trates de disuadir, o peor decirle que no puede tenerlo. Ella depende de tí para cuidarla. Algunas mujeres necesitan un poco de medicina para ayudarlas durante la parte más difícil.

No te olvides de cuidarte a tí mismo. De vez en cuando necesitas un descanso del entrenamiento. Pídele a su enfermera, o a otro miembro de la familia, el permanecer con ella mientras tú descansas. Practica algunas de las técnicas de relajamiento en tí mismo y come algo. Si te cansas y te pones nervioso, ella lo notará. Tu confianza y calma se transfieren a ella. Piensa en una persona que te respalde a ti mismo; alguien que sea optimista y te eche porras.

Durante el trabajo de parto usa el "Resúmen de Trabajo de Parto" que se encuentra al final de este capítulo. Te ayudará a recordar qué hacer y cuándo.

Trabajando Duro: Trabajo De Parto Activo

Cambios Emocionales

Conforme tu cuerpo se abre para permitirle al bebé salir, te ensimismas más. Algunas mujeres describen este sentimiento como a algo similar a estar en el fondo de un pozo. Puedes oír, pero todo parece estar muy lejos. Tu concentración es muy intensa. Te vuelves extremadamente irritable si alguien te distrae, especialmente durante una contracción. Te vas a encontrar aferrada a una sola voz para instrucciones. Esta voz te ofrece un ancla durante la tormenta de contracciones y de otras sensaciones físicas.

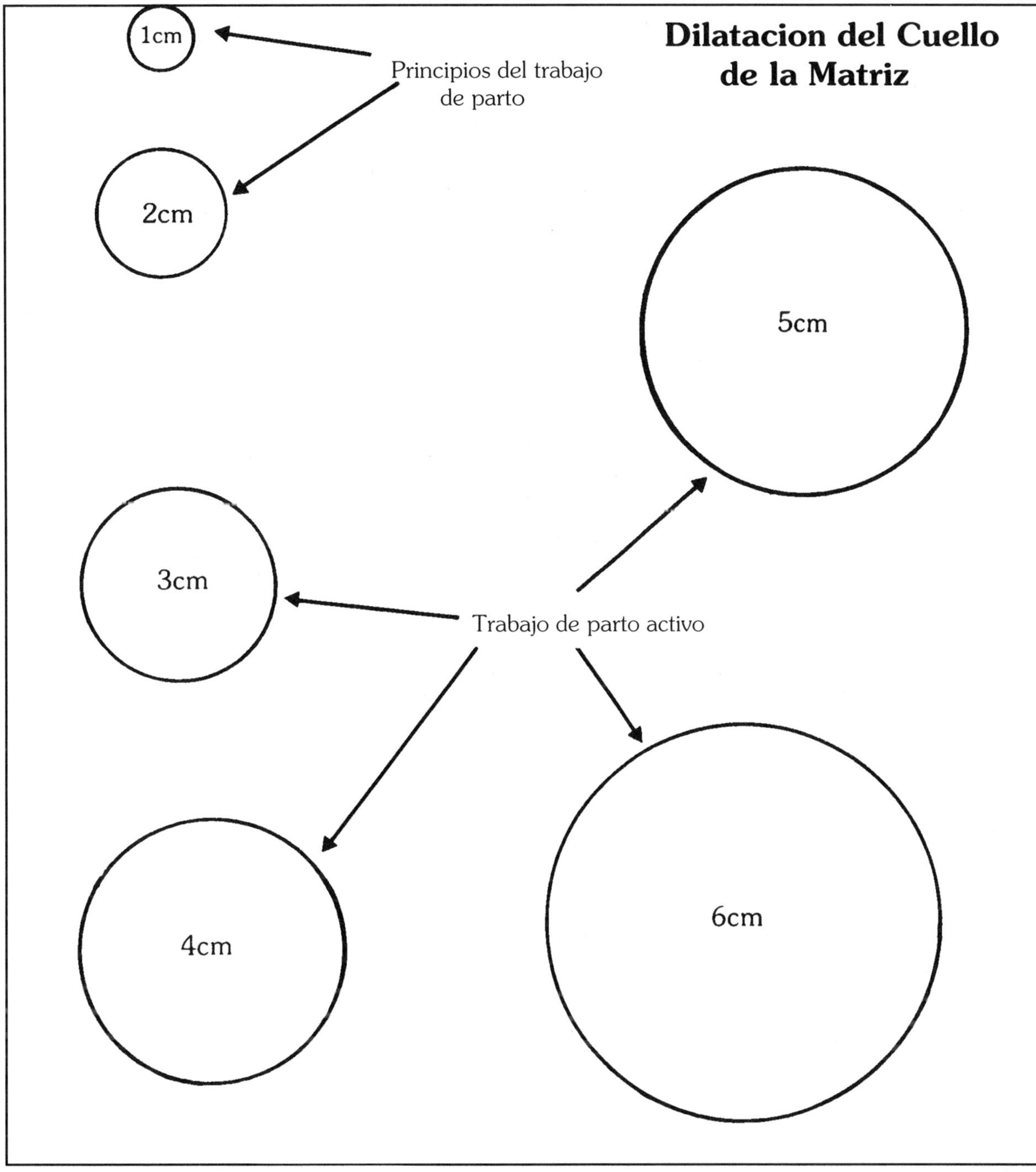

Cambios Fisicos

Tienes ahora al menos 3 cm de dilatación. Tus contracciones aumentan, de cólicos y dolor de espalda menstruales, a algo más intenso y fuerte. Son más largas, fuertes, y ocurren cada 3 a 5 minutos, y duran de 45 a 60 segundos. El manchado sanguíneo (mucoso) indica que el cuello de tu matriz está cambiando. Si éste es tu primer bebé, puedes esperar que el cuello dilate 1.2 cm por hora. Este es un promedio. Si has tenido un bebé antes, el cuello de tu matriz se dilatará aproximadamente 1.5 cm por hora.

Medicina para Dolor

Aún con las clases para preparación de parto, muchas mujeres usan un poco de medicina para el dolor durante el trabajo de parto. Las dosis son pequeñas, así que estás despierta y alerta. El propósito de la medicina es para relajarte y mitigar la intensidad de la contracciones. No te quita todo el dolor, pero ayuda. Si te das cuenta que te estás poniendo muy ansiosa y perdiendo el control, pídele a tu enfermera algúna medicina. Todavía podrás usar tus ejercicios de respiración.

Posiciones Para El Trabajo De Parto

Durante el trabajo de parto, algunas posiciones son mejores que otras. Por ejemplo, cuando estás en posición semi-acostada, tus contracciones son más frecuentes y menos dolorosas, pero menos efectivas. De lado, o parada las

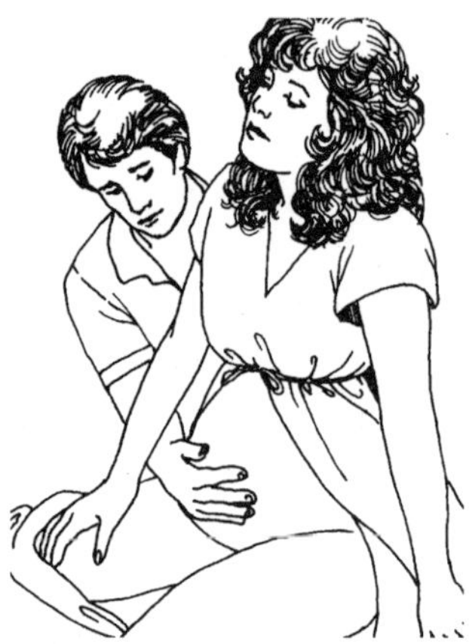

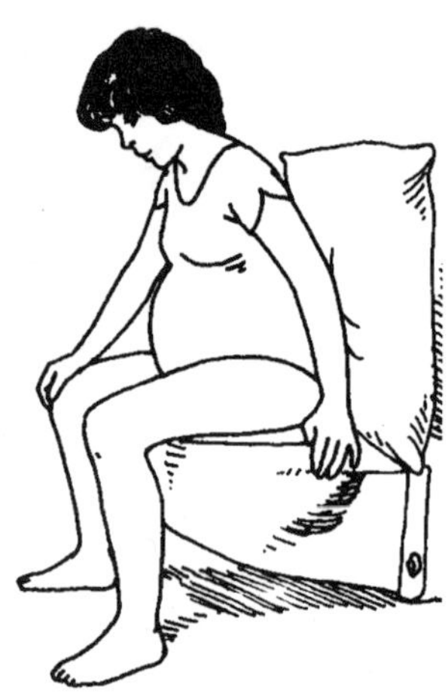

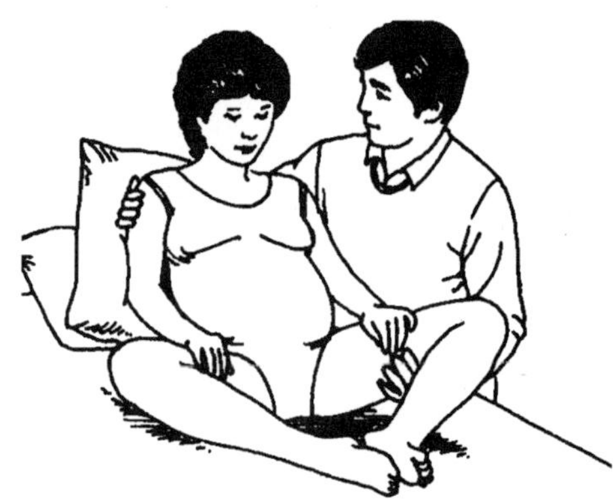

contracciones son menos frecuentes pero más fuertes, y más efectivas. La fuerza de las contracciones dilata más el cuello de la matriz que la frecuencia de las mismas. Piensa en cómo meter un clavo en la pared. Si golpeas suave y frecuentemente, finalmente lo colocarás en la pared, pero te tomará más tiempo y tu brazo estará muy cansado. Si golpeas el clavo son fuerza, te tomará pocos golpes para terminar el trabajo. Es lo mismo con tu matriz y la dilatación del cuello de la misma.

La mayoría de las mujeres encuentran que la posición sentada o parada es más cómoda durante el trabajo de parto. Se necesita menos medicina. La fuerza de gravidad ayuda a dilatar el cuello de la matriz. Durante el trabajo de parto cambia de posición frecuencia. Encuentra qué posición te hace sentir más cómoda. Aún el sentarse encima del excusado puede ser más cómodo que estar acostada.

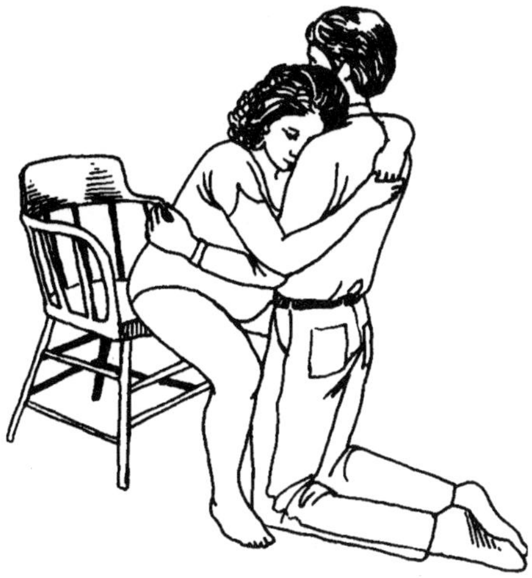

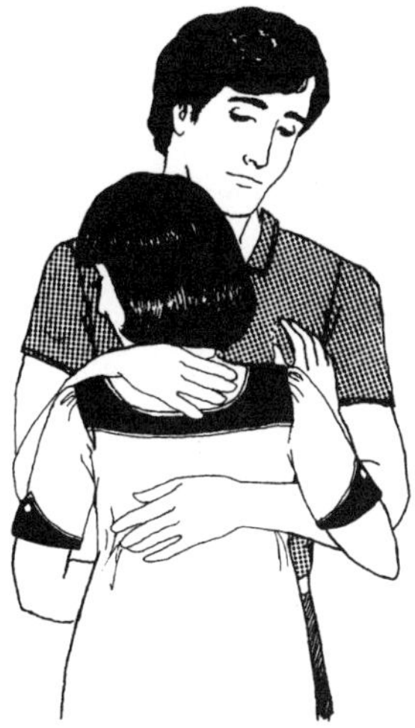

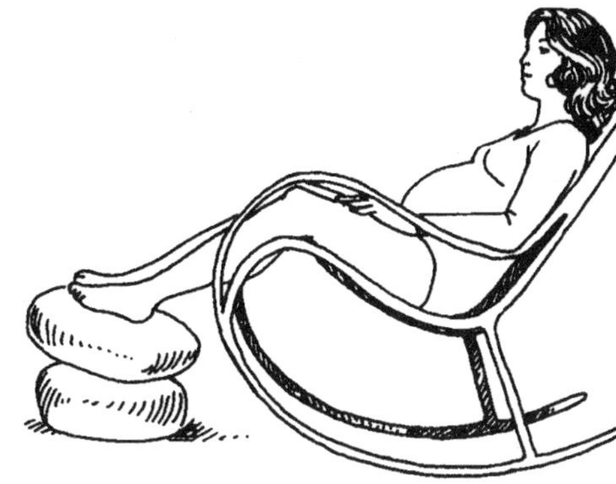

Trabajo de Parto Flojo

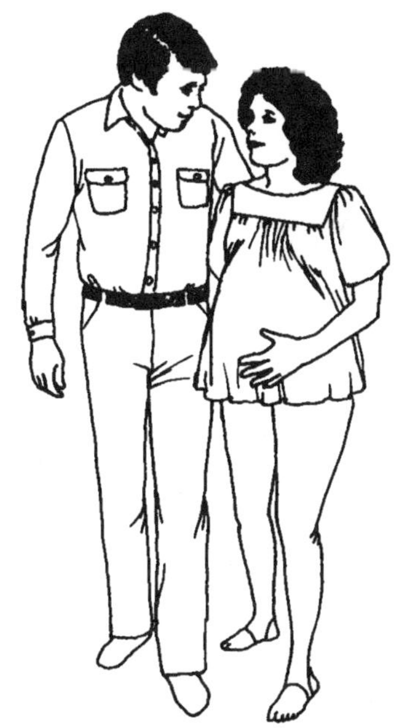

Si tu trabajo de parto progresa lentamente, intenta caminar. Pregúntale a tu enfermera acerca de estimular tus pezones para acelerar tus contracciones. Frota suavemente un pezón por un intervalo de no más de 2 minutos con un período de descanso de 5 minutos entre cada estimulación. Durante una contracción, para la estimulación hasta que ésta desaparezca. Tu enfermera tal vez quiera usar el monitor fetal mientras usas esta técnica. Si tú sobreestimulas tu matriz, el bebé puede estar temporarmente en peligro.

Mirando de Frente—Posicion Posterior

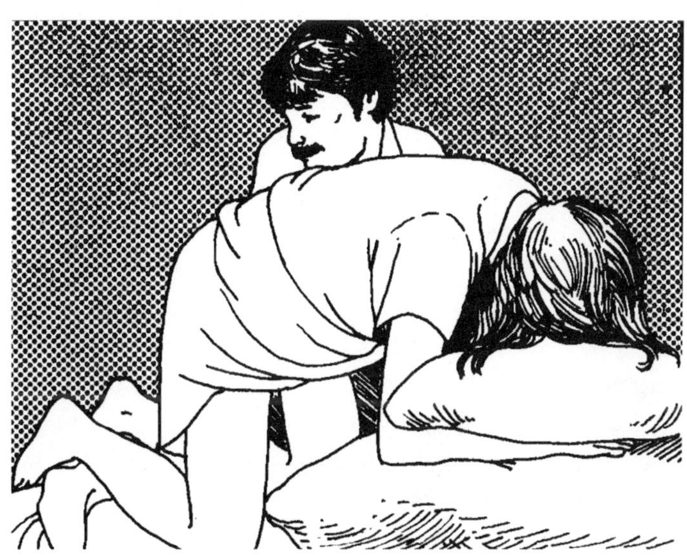

Un pequeño porcentaje de mujeres tienen lo que se ha llamado "trabajo de parto de espalda". El bebé viene de cabeza primero, pero está cara hacia arriba en lugar de cara hacia abajo. Esta posición pone más presión en tu espalda y la dilatación del cuello de la matriz es más lenta. Puede agregar de tres a cinco horas a tu trabajo de parto. Vale la pena intentar girar la cabeza del bebé. Ponte de manos y rodillas o colócate encima de un montón de almohadas sobre la cama. Intenta llegar a la posición de "bebé durmiendo"...rodillas dobladas bajo tu abdomen, nalgas elevadas, con tu cara y hombros tocando la cama. Otras formas de ayudar a rotar la cabeza del bebé incluye el caminar durante las contracciones. Durante las contraciones apóyate con la espalda en la pared ó la cama y dóblate por la cintura hacia el frente.

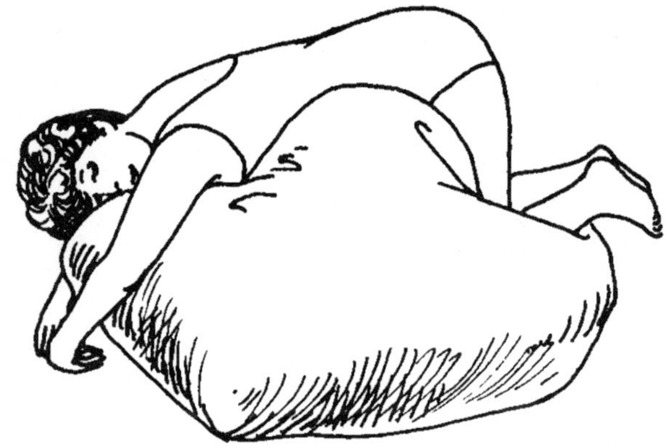

Fase De Transicion: Se Ve El Final

La etapa de transición comienza a los 8 cm de dilatación. Las contracciones son aun más intensas y presientes que algo va a ocurrir. Es muy común el sentirse asustada e irracional. En este momento tal vez decides cambiar tu pensamiento y querer ir a casa. Sientes que no puedes aguantar más. ¡¡ Quieres a tu mamá !! La urgencia de empujar es muy fuerte. La náusea puede ganarte. Afortunadamente esta fase es muy corta. Muy pronto estarás completamente dilatada y las contracciones se sentirán menos intensas. Sentirás más presión en lugar de dolor.

La Linea Final: Segunda Etapa

La parte más difícil ha terminado. El dolor del cuello de tu matriz dilatando ha desaparecido. Aparte del cansancio, la euforia te domina. Ahora te concentras en la presión que hace la cabeza del bebé al abrirse paso en el canal de nacimiento. De cualquier forma, encuentras la energía para terminar el trabajo. Mientras estás empujando tus órganos pélvicos se llenan de sangre, exactamente como lo hacen cuando te encuentras sexualmente excitada. No es raro el tener un orgasmo mientras estás empujando, o al momento del nacimiento. Como se dice, "una fina división entre placer y dolor".

Hay dos métodos de empujar tu bebé hacia afuera. Los médicos y enfermeras todavía favorecen el método tradicional. Los educadores de las clases de preparación de parto prefieren el método "natural".

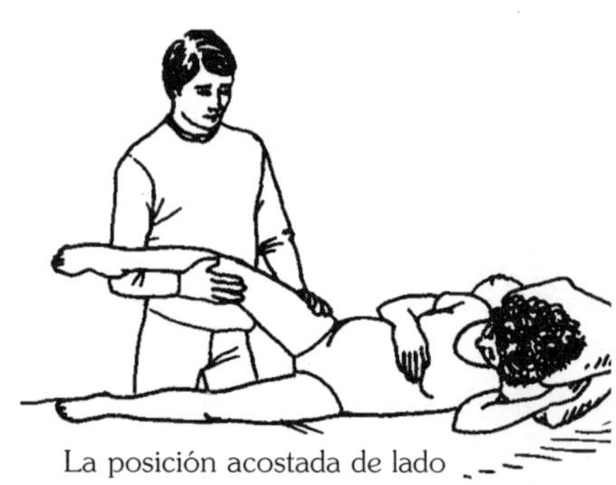

La posición acostada de lado

DILATACION DEL CUELLO DE LA MATRIZ

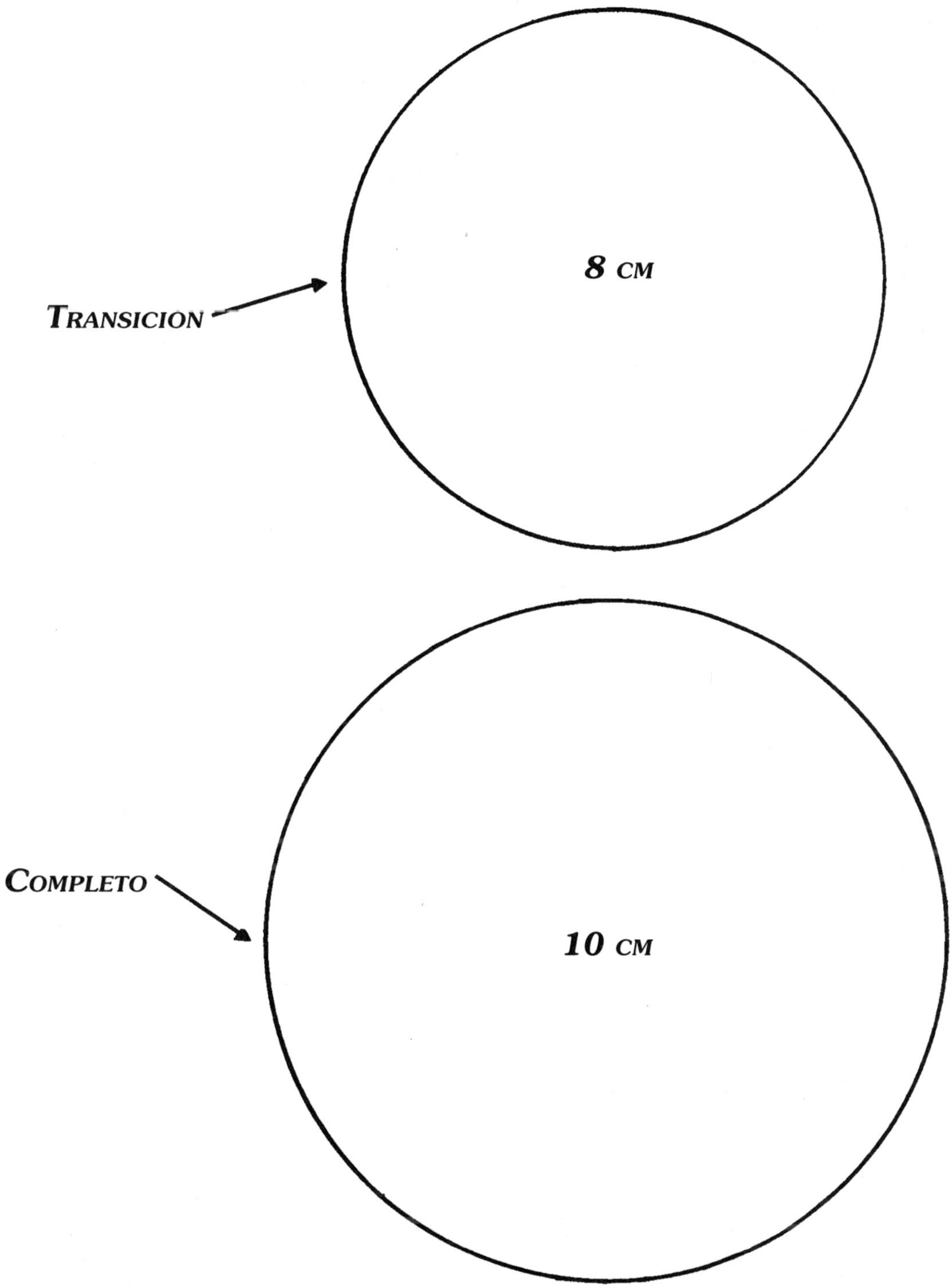

El Gran Empujon

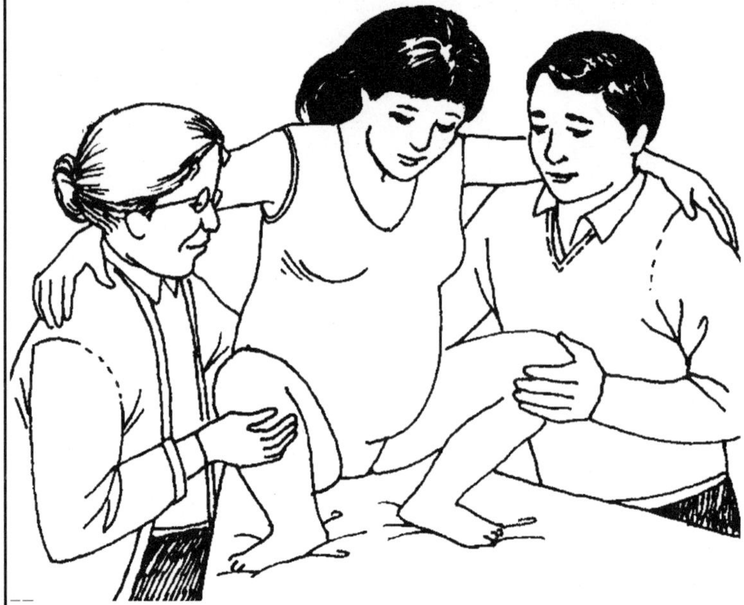
Hay varias posiciones que puedes usar para empujar

El método tradicional de empujar implica agarrar tus piernas y jalarlas hacia atrás. Tomas dos inhalaciones profundas y las exhalas cuando la contracción comienza. La tercera gran inhalación, la retienes y empujas contando rápido hasta diez, tan fuerte como puedes. El olor de la victoria está en el aire, y todo el mundo está gritando, ¡¡¡ Empuja !!! Tu cara se pone roja y tus ojos se salen de tu cabeza. Esto te cansa mucho y usualmente es innecesario.

El Pequeño Empujon

Con el método "natural" de empujar, tú no retienes la respiración ni empujas fuerte. Dejas que tu cuerpo te diga qué hacer. El resultado es generalmente corto, al empujar gruñendo. El bebé tiene más oxígeno porque no estás reteniendo la respiración por 20 o 40 segundos a la vez.

Hay varias posiciones que puedes usar para empujar. Si eres tímida, el sentarte en cuclillas tal vez parezca un poco primitivo, pero le da a tu bebé el mayor espacio para moverse en el canal de nacimiento. Por el momento no le des mucha importancia a cómo te ves. Todo tu concentración está en ayudar a tu bebé a nacer. Puedes acuclillarte en la cama, el piso, encima del excusado, la forma que sea más cómoda.

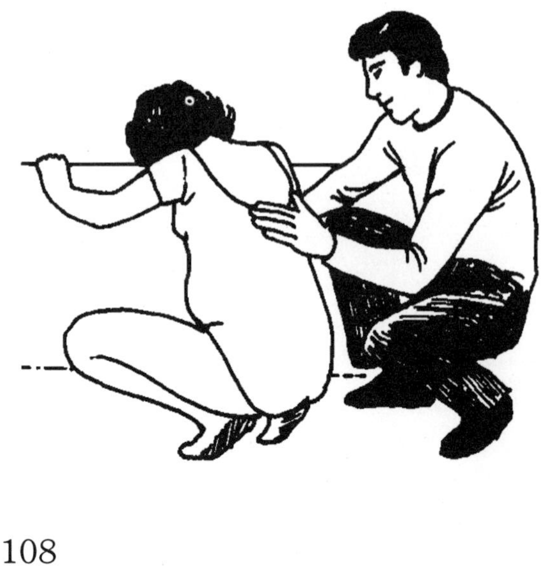

Sentarte encima de la cama para empujar está bien hasta que la cabeza de la bebé necesita más espacio para salir. Cuando estás sentada sobre la cama, la cabeza del bebé está impedida de bajar más lejos que el colchón en el que estás sentada.

En este momento, necesitas cambiar a la posición de cuclillas o moverte sobre tu costado. Intenta varias posiciones hasta encontrar la mejor para ti.

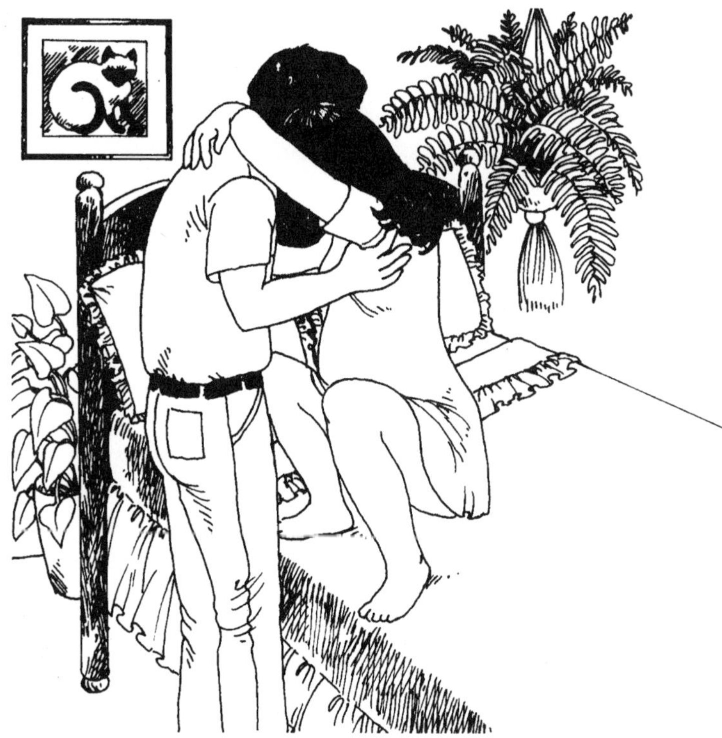

Si es tu primer bebé, puedes esperar el estar empujando de 25 a 75 minutos. El primer bebé no es tan fácil de dar a luz. Tienes que trabajar fuerte para aflojar esos tejidos, tal vez tanto como 2 horas.

Las veteranas generalmente no tienen que empujar mucho. De 13 a 17 minutos es el tiempo promedio. Empuja sobre o a un lado de la cama por seguridad. No es aconsejable empujar encima del excusado, a menos de que hayas traído aletas para tu bebé.

La posición acostada de lado es cómoda. Tu esposo puede apoyar tu pierna de arriba o puedes descansarla encima de un apoyo lateral de la cama.

En el momento de nacer el bebé, casi todos los médicos usan la posición tradicional "acostada de espaldas con tus piernas al aire". En esta posición tú tienes una mayor probabilidad de tener una episiotomía porque la entrada a la vagina se estira y se estrecha. Las contracciones también se vuelven más debiles e irregulares, y tienes que empujar colina arriba...no muy eficaz.

Con la posición acostada de lado, el estiramiento de los tejidos y la expulsión de la cabeza pueden ser realizados con mayor eficacia. La episiotomía no es necesaria tan frecuentemente. Incisiones superficiales pueden ser usadas cuando una episiotomía es necesaria. Algunos médicos y parteras usan esta técnica. Otros prefieren modificar la mesa de expulsión en una posición que es similar a una silla especial para partos. Esto es una preferencia individual. Pregunta a tu médico o partera cuál técnica usan.

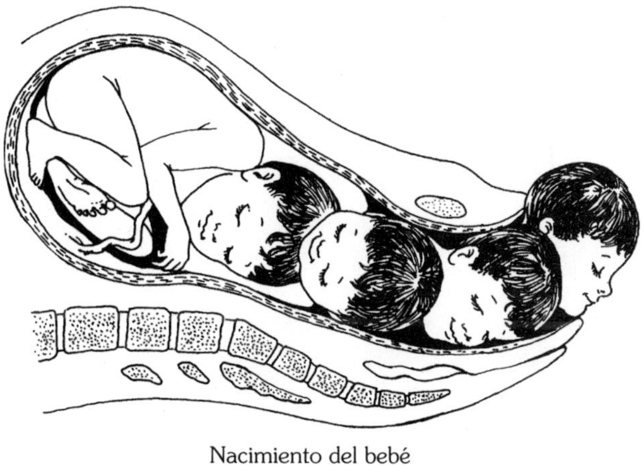

Nacimiento del bebé

Haciendo espacio para tu bebe—Episiotomia

Episiotomía es una incisión hecha en tu perineo, que es la piel y los tejidos entre tu vagina y el recto. La episiotomía previene rasgaduras y hace más espacio para que salga la cabeza del bebé, y puede acelerar el parto.

La incisión más común es llamada episiotomía de línea media la cual causa muy poca incomodidad mientras cicatriza. La incisión media lateral es usada con menos frecuencia por el dolor que ésta causa mientras cicatriza. Te darás cuenta quién ha tenido una episiotomía media lateral porque caminan con las piernas rígidas y se sientan sobre tres almohadas. Ocasionalmente se tiene que hacer una incisión a través del recto (episioproctotomía) cuando es necesario más espacio para un bebé muy grande.

Como regla general, el requerir de puntadas es muy comun con el primer bebé. El poder evitar o no las puntadas, depende de muchos factores. Es imposible predecirlos. El tamaño de tu bebé y la habilidad de tus tejidos para estirarse no se saben hasta que llega el momento. Generalmente los médicos prefieren la episiotomía. Las parteras prefieren intentar el parto sin ésta. La mayoría de las mujeres están de acuerdo en que la episiotomía de línea media es algo sin importancia. La incisión cicatriza rápidamente y la incomodidad es mínima. Las puntadas de una episiotomía se disuelven por si mismas de 10 a 14 días.

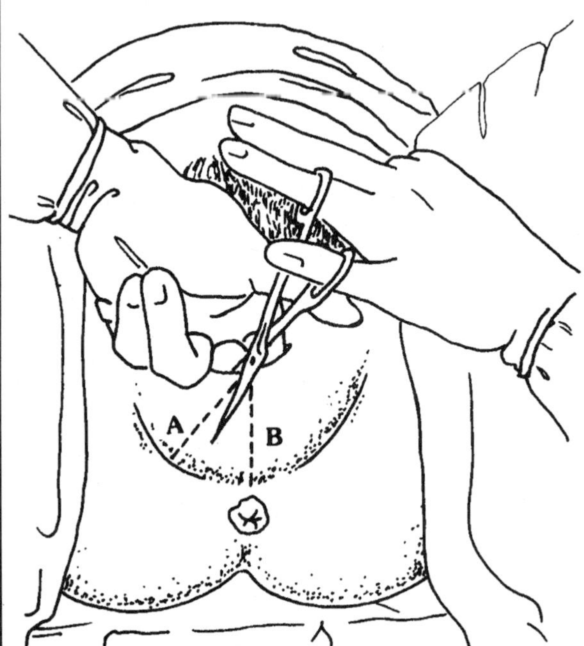

El médico pone medicina para adormecer en la piel y tejidos para que no sientas dolor mientras la incisión es realizada o suturada.

Las dos incisiones de episotomía más comunes son:

(A) mediolateral
(B) de linea media

GUIA PARA EL TRABAJO DE PARTO		
PRINCIPIO DEL TRABAJO DE PARTO: 1-3 CMS DE DILATACION		
Cambios Físicos	**Emocionales**	**Apoyo**
Contracciones leves, irregulares, y de corta duración (de 30 a 40 segundos).	Nerviosa pero alborotada	Toma liquidas y come ligera.
		Continúa tus actividades normales.
Retortijones y dolor de espalda en la parte baja.		Usa ejercicios de relajamiento. No te concentres en las contracciones.
Tal vez aparezcan manchas de sangre y diarrea ligera.		Imagina el cuello de tu matriz madurando y volviéndose muy delgado.
		Llama al médico si las contracciones son cada 5 minutos si es tu primer bebé; si es tu segundo bebé, cada 10 minutos.
TRABAJO DE PARTO ACTIVO: 4-7 CMS DE DILATACION		
Cambios Físicos	**Emocionales**	**Apoyo**
Contracciones cada 2-5 minutos, más intensas y durando de 40 a 60 segundos.	Ansiosa de comenzar	Cambia de posición frecuentemente. Camina en cuanto te sea posible.
El manchado de sangre tal vez incremente.		

Trabajo De Parto Activo (cont.)		
Cambios Físicos	**Emocionales**	**Apoyo**
La fuente de agua tal vez se rompa.	Tal vez estés tensa	Imagina al bebé empujando en el cuella de tu matriz; imagínate un lugar calmada y pacifico, tu mente y tu cuerpo trabajando en harmonía.
	Necesita ánimo	Elógiala. Dile como está progresando.
	Más ensimismada. Menos plática.	Háblale suavemente. Mantén tus frases sencillas.
	Dificultad para mantener la calma.	No la distraigas durante las contracciones.
Tal vez respire muy rápido.	Tal vez sienta pánico.	Ayúdala a calmar su respiración. Asegúrale que to do está normal.
Contracciones con dolor.		Ayúdala a imaginar que el dolor abandona su cuerpo; las contracciones como las olas del mar rompiendo sobre la playa.
Dolor en cadera y muslos.		Ayúdala a cambiar de posición; dale masaje en las piernas.
Tal vez necesite orinar.		Ayúdala ir al baño cada hora; pide ayuda a la enfermera.
Los labios tal vez se pongan secos.		Ponle crema para los labios; dale un poco de agua.

Cambios Físicos	Emocionales	Apoyo
Si su progreso es lento o se para.	Tal vez esté desanimada	Que camine y estimule sus pezones siguiendo las instrucciones de la enfermera Pide medicina.
Si el bebé está en posición posterior.		Mira la página 105 para la posición de rodillas y manos para girar la cabeza del bebé y/o intentar cambiar a otra posición de lado.

TRANSICION 8-10 CMS DE DILATACION

Cambios Físicos	Emocionales	Apoyo
Contracciones cada uno a 2 minutos durando de 60-90 segundos cuando son más intensas.	Tal vez pierda control y/ o pida medicinas.	Ponla a hacer el ejercicio de respiración #3.
Tal vez sienta una presión intensa y urgencia de empujar.	Puede sentirse abrumada con las sensaciones físicas.	Usa instrucciones positivas. Dile, "sopla" en lugar de "no empujes."
		Recuérdale que esta etapa es corta.
		Intenta la posición semisentada para ayudar al bebé bajar.

Trabajo De Parto Activo (cont)		
Cambios Físicos	**Emocionales**	**Apoyo**
Su cara se pone colorada		Ponle toallas frías en la cara.
	Puede tener calambres en las piernas.	Agarra los dedos de los pies y empújalos hacia las rodillas para estirar los músculos de las pantorrillas. Manterlos así hasta que el calambre desaparezca.
		Puede tener ascos. Ten cerca una basinica en el caso de que ella vomite.

SEGUNDA ETAPA		
Cambios Físicos	**Emocionales**	**Apoyo**
Las contracciones son más fuerte pero ella siente alivio del dolor del cuello de la matriz.	Cansada pero feliz	Usa la posición de cudillas o acosatada de lado.
Siente presión y urgencia de empujar.	Encuentra energías para empujar.	Empuja cuando sientas el desea.
Tu perineo se curva conforme la cabeza del bebé desciende. La culminación es cuando ves parte de la cabeza del bebé.	Quietud y sueño entre contracciones.	Imagina al bebé bajando cada vez que empujas. Siente tu perineo relajado y estirandose fácilmente. Te encuentras calmada y confiada.

La Pausa Que Refresca

Acaba de Nacer tu Bebé. Te sientes llena de alivio. Tu cuerpo está cansado y relajado. Cierras automáticamente tus ojos y paras...un momento de silencio antes de cruzar el puente hacia la maternidad. Ahora quieres saber si tu bebé está bien, si todas sus partes están en su correcto lugar.

Un Diez Perfecto: La Puntacion del Examen "Apgar"

Tu bebé tiene un minuto de nacido y está teniendo su primer examen. A un minuto y a los cinco minutos después de nacida, el corazón y los pulmones son evaluados en su funcionamiento. La puntación del examen "Apgar" muestra lo bien que él se está adaptando a la vida en el exterior. La mayoría de los bebés están en buena forma y su puntación es 7 o mejor.

Abriendo los Ojos

La mayoría de los hospitales, y algunas leyes estatales requieren unguënto antibiótico para los ojos de los bebés recién nacidos. El medicamento protege contra infecciones que pueden lastimar los ojos.

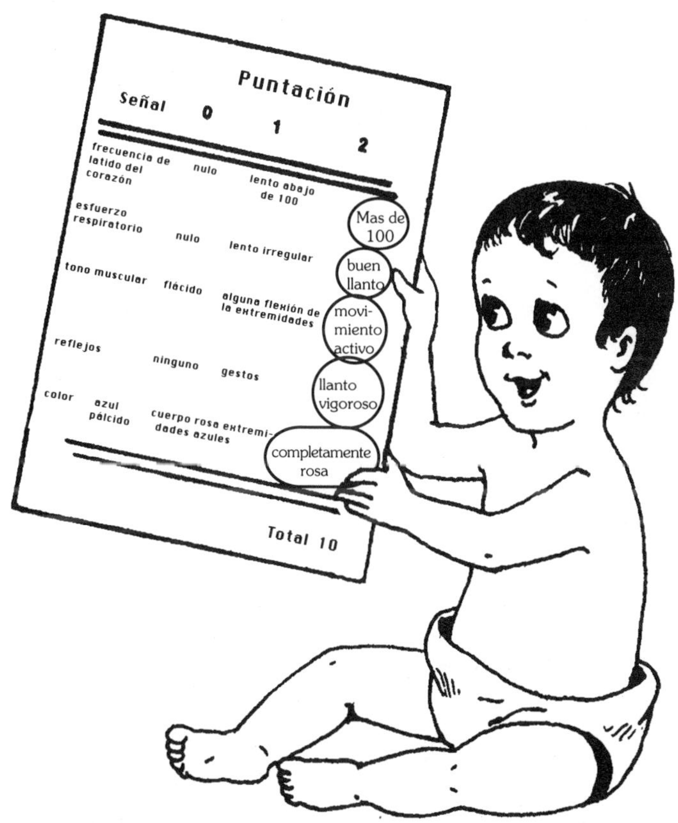

El Primer Examen

Conociendo Al Bebe

Has compartido tu cuerpo con ese pequeño extraño por lo que te pareció una eternidad, y ahora tú quieres conocerlo. Abrazas a tu bebé y lo miras a los ojos. No te sorprendas si te mira fijamente. Los bebés pueden ver claramente desde la primera hora de nacidos.

Mezclado con los sentimientos de éxtasis y alivio, está tal vez un poco de desilusión. ¿Cómo puedes estar desilusionada si aguantaste todo el parto y tienes un bebé sano? Es sencillo...si tú querías una niña y tienes un niño; si tu niña se parece a tu suegra en lugar de a tu madre; si planeabas no tener ningún medicamento, pero tuviste un poco, las posibilidades son ilimitadas.

Si dices una palabra todos te dirán que debes estar contenta de tener a un bebé sano. Esto es verdad pero no es el caso. Tú pasaste nueve meses soñando con tu bebé y en cómo se verá. Tu bebé "soñado" raramente se parece a tu bebé real. Puedes estar desilusionada si quieres. Con un poco de tiempo la figura de tu bebé soñado se desvanecerá, así mismo tu desilusión.

Tu atención se fija en tu bebé. Con cuidado exploras su cara con sólo la yema de tus dedos...suavemente. La acercas a ti y tocas su mejilla con la tuya. Estás sorprendida de lo suave que es su piel. Temiendo contagiarla con tus gérmenes, le plantas un beso en la mejilla. No te puedes contener.

Tu curiosidad está satisfecha por el momento. Le das al bebé a su papá para su inspección. El lo abraza y lo mira con toda su atención. Te encuentras en la gloria de un trabajo bien hecho. Mientras tanto tu cuerpo te recuerda cómo lo expulsaste. Empiezas a temblar como la hoja de un árbol. La enfermera te cubre con cobijas mientras tus dientes castañean.

Los temblores son comunes después del parto.Tu cuerpo está probablemente saltando de gusto porque ya no está embarazado.

La Tercera Etapa: Cerrando El Lugar Del Bebe

La tercera etapa del trabajo de parto es cuando la placenta es expulsada. Este es el final oficial del embarazo. Tan pronto como la placenta es expulsada, la matriz quiere regresar a la normalidad. Comienza a contraerse, ansiosa de volver a su forma anterior. El médico tal vez te dé algún medicina llamada oxitocín para ayudar a la matriz a contraerse y minimizar el sangrado. Si tienes retortijoness que te dan cada pocos minutos casi como el trabajo de parto, es debido al oxitocín. Tu matriz también será masajeada para mantenerla firme y controlar el sangrado.

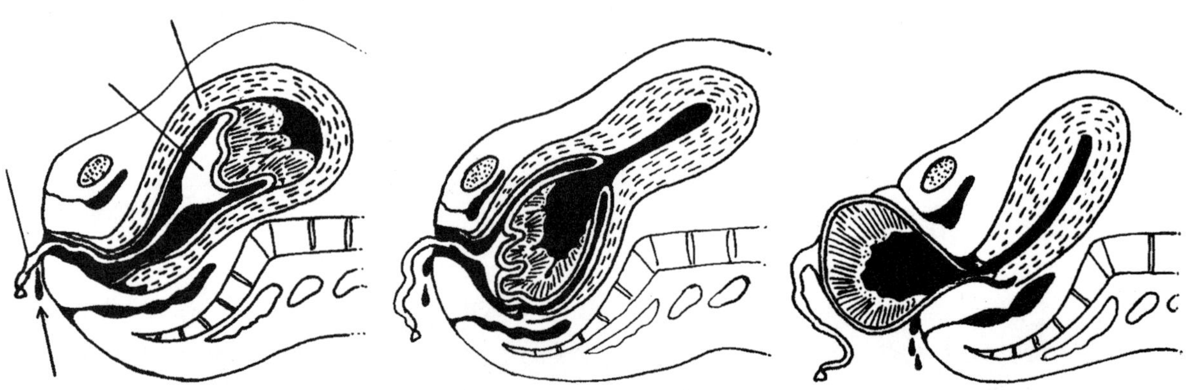

Como la placenta es expulsada

La Experiencia Del Nacimiento Por Cesarea

Algunas veces las cosas no vienen de la forma en que las planeas. El tener el nacimiento por cesárea es alguna de estas veces. Tú aun puedes hacer lo mejor. Esta es una experiencia diferente pero no tiene por qué ser difícil. Aun algunos hospitales permiten a los padres quedarse para el nacimiento. Si tu hospital tiene anestesia local (Ve el capítulo de este libro llamado "Anestesia"), tú también puedes estar despierta para el nacimiento de tu bebé. En cualquier caso, tu médico y enfermeras trabajarán para ver que tengas un bebé sano.

Preparandote

El proceso de preparación para un nacimiento por cesárea, incluye el tener tu abdomen razurado y probablemente la parte de tu vello púbico que está cerca a la incisión. Un tubo de hule suave será colocado en tu vejiga para drenar la orina. El proceso es ligeramente incómodo. El tubo arde ligeramente cuando es colocado. Una línea intravenosa (IV) es comenzada. Los medicamentos no son generalmente dados antes de la intervención quirúrgica. Tu médico y/o anestesiólogo te verán antes de la intervención quirúrgica para contestar tus preguntas. El anestesiólogo es un médico el cual te administrará el anestésico durante la intervención quirúrgica.

En el cuarto de nacimientos por cesárea, te acostarán en una mesa de operaciones. Una enfermera te tallará el abdomen con una solución fría. Este es un buen tiempo para practicar tus técnicas de relajamiento. Recuerda, los nacimientos por cesárea son muy seguros. Estás en buenas manos.

Anestesia General: Bebidas para Dos

Hay dos tipos de anestesia...despierta y dormida. La mayoría de las cesáreas son realizadas con la mamá dormida. El proceso es agradable. En un momento estás despierta, el siguiente estás completamente dormida. Las ventajas de la anestesia general son principalmente la velocidad y facilidad. Si la cesárea es una emergencia, la anestesia general permite un rápido nacimiento para el bebé.

Muchos hospitales realizan los nacimientos por cesárea en la sección de trabajo de parto/expulsión del hospital. El papá puede ver a su bebé inmediatamente. El también se siente más cómodo viendo las mismas caras que te han estado cuidando durante tu trabajo de parto.

Anestesia Parcial

Las anestesias parcial, llamadas espinal y epidural, te adormecen de la cintura para abajo. Estás despierta pero no sientes dolor durante la intervención quirúrgica. La mayor ventaja de ésta es el permanecer despierta durante el nacimiento de tu bebé. No te pierdes de nada. La anestesia parcial es agradable, pero no siempre es posible tenerla. Tú puedes pedir lo que prefieres con tu anestesiólogo.

¡ Que Desilucion !

No siempre es posible decirte con anticipación cuando una cesárea va a ser necesaria. Tal vez tengas que pasar por horas de trabajo de parto antes de que tu cesárea se realice. Es común tener sentimientos de enojo, desilusión, y culpabilidad. Tal vez sientas que has fallado como mujer. Y no has fallado, pero los sentimientos están allí. La mejor manera de sobrellevar estos sentimientos es llorar y hablar con alguien que te pueda ayudar a resolver tu desilusión, culpabilidad, y enojo. Te sentirás definitivamente mucho mejor. Recuerda, la experiencia de nacimiento es un respiro de tiempo en comparación con los muchos años que pasarás como madre de tu nuevo bebé.

Poniendote al Corriente

Si tienes anestesia general, no recordarás a tu bebé naciendo. Esto puede ser un poco confuso. Te dormiste embarazada, y despertaste siendo madre. Perdiste algunos detalles importantes que te ayudan a poner tus pensamientos en orden. Pregúntale a alguien que haya estado presente durante el nacimiento que te diga todos los detalles pequeños que pasaron. Tú quieres la historia completa. Esto te ayudará a construir ese puente importante a la maternidad. El proceso de conocer a tu bebé tal vez sea un poco dilatado, pero nunca es demasiado tarde. Tú tendrás muchos tiempos felices que compartir con tu bebé.

Recuperandote

No te sorprendas si los primeros días después de tu cesárea estás tan cansada que solo puedes tener cortos períodos de felicidad con tu bebé. Estás ocupada soportando las puntadas en tu abdomen y en los viajes de ida y regreso al baño. Caminando a la sala de bebés puede parecer abrumador. Es normal el dejar a tu cuerpo recuperarse antes de entregarte por completo a la maternidad. Sé gentil contigo misma. Si pasas más tiempo preocupándote por tu cuerpo adolorido que por tu bebé, está bien. Esto es normal.

Trata de mantenerte lo más cómoda posible. No permitas que pasen largos períodos de tiempo sin medicamento durante los primeros días. Tu medicamento será recetado cada 3 o 4 horas. Pídeselo a tu enfermera al menos media hora antes del tiempo de tomarlo para que ella tenga tiempo de dártelo.

Algunos hospitales tienen lo que se ha llamado control analgésico para los pacientes (PAC). La medicina para el dolor es colocada en tu IV (intravenosa) y tú oprimes el botón que administra tu medicamento para el dolor cuando lo necesitas. Buena forma de hacerlo.

Cuando te encuentras en casa, definitivamente necesitarás algo de ayuda. Si intentas hacerlo sola, te encontrarás llorando tan seguido como tu bebé lo hace. Tienes los dolores y malestares usuales del post nacimiento, y un poco más. No te recuperas tan pronto...pero lo harás con el tiempo.

Δ

16

LA EXPERIENCIA DESPUES DEL PARTO

¡ Lo hiciste ! Tienes a tu bebé. El dolor del trabajo de parto está ahora empezando a desvanecerse de tu mente. Estás muy contenta de empezar la etapa de "luna de miel" con tu bebé. ¡ Al fin eres mamá !

Los Primeros Dias

Al principio tu atención está en ti misma y en tu cuerpo cansado . Estás desilusionada con todas esas libras que no perdiste cuando nació tu bebé. Todavía pareces como si estuvieras cuatro meses de embarazada y la ropa regular que trajiste para usar no te queda. El regresar a tu figura de antes va a tomarte un poco más de tiempo de lo que pensaste. No te sorprendas si te toma de 6 meses a un año para que esas llantitas extras disminuyan. Mantén tus dedos cruzados.

Físicamente, tu cuerpo está empezando el viaje de regreso de 6 semanas a su estado de antes del embarazo. Te das cuenta que perdiste cerca de 8 a 10 libras con el parto y ahora estás perdiendo cerca de 5 libras de peso de agua. Los dolores después del parto son para recordarte que tu matriz se está haciendo pequeña. Tu flujo vaginal parece como una regla normal, después se vuelve un flujo transparente por el décimo día. Sin embargo, tal vez notes un incremento temporal de sangrado rojo brillante cuando aumentes tu actividad. Mientras no estés empapando una toalla sanitaria por hora, no te preocupes. Tal vez arrojes uno o dos coágulos de sangre cuando te levantes después de haber estado acostada. La sangre se queda en tu vagina y se coagula; sale cuando te paras. Tus pechos tal vez se vuelven incómodos conforme tu leche empieza a bajar.

Cancela la Leche

Cuando las mujeres deciden alimentar con mamila a sus bebés, quieren que su médico les dé una poción mágica para parar su leche. Hay algunos medicamentos que pueden ser usados, pero la cura es peor que la enfermedad. Los medicamentos para secar pueden ser también peligrosos para tu salud. "Deladumone" y "Tace" pueden causar coágulos de sangre en tus piernas. "Parlodel", una droga de fertilidad, también es usada como un medicamento para secar. "Parlodel" es muy caro y debe de ser tomado por 14 días después del parto. Los efectos adversos incluyen náusea, vómito, dolor de cabeza, mareos, diarrea y más cólicos. También ha sido asociado con ataques, embolia, y produce alta presión de la sangre en algunas mujeres. No vale la pena el riesgo. Los pechos llenos pueden ser incómodos temporalmente, pero no te incapacitan.

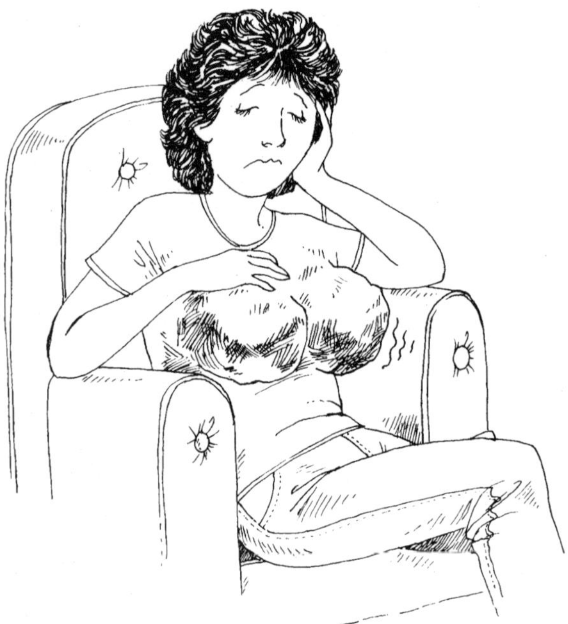

La Solucion Segura

Tratamiento Simple:

- Usa sostén ajustado todo el tiempo
- No estimules tus pezones
- No saques leche de tus pechos
- Toma líquidos como siempre
- Toma "aspirina" o "Tylenol"para malestares
- No uses compresas frías

Si tus pechos se llenan y los sientes como dos rocas en tu pecho, toma un regaderazo caliente para aliviarte. La leche que se encuentra en tus pechos goteará y aliviará lo lleno y la incomodidad. Tus pechos no se llenarán otra vez si tú no bombeas tus pechos ni estimulas tus pezones. En un día o dos, esto habrá terminado.

Emocionalmente, también te estás recobrando. Tú tienes un intenso deseo de contar tu experiencia de parto con quienquiera que te escuche. Revives cada detalle. Es común en las primeras semanas después del parto el soñar que todavía estás embarazada y el pasar através del trabajo de parto y el parto otra vez. Tu bebé aparece y desaparece en tus sueños. Todavía estás construyendo ese importante puente a la maternidad.

Desde la primera hora, quieres identificar tu bebé como tuyo. Intentas decidir a quién se parece. Tiene la boca de su papá y tus ojos. Se parece al Tío Felipe. Has empezado el proceso del "lazo afectivo" que continuará por los próximos 6 meses. Estás muy feliz y sabes que tu angelito no te mantendrá despierta durante la noche ni tendrá cólicos. Pasas el tiempo examinando a tu bebé para estar segura de que todo está perfecto. Puedes preocuparte por un moretón, rasguño o la cabeza que todavía parece un poco como un plátano. No te preocupes. En unos pocos días, todo habrá regresado a la normalidad.

Si tu bebé es un niño, una de sus primeras decisiones como padres es la de decidir si circuncisarlo o no.

CIRCUNCISION

La circuncisión ha sido practicada por tribus y culturas religiosas durante siglos. La circuncisión consiste en remover toda o una parte de la piel que cubre el pene. La mayoría de las circuncisiones se realizan porque los padres lo piden. El promedio de complicaciones por infección y por hemorragia es de el uno por ciento.

En el pasado, la Academia Americana de Pediatras no recomendaba la circuncisión por rutina. Ellos lo consideraron innecesaria. Nueva información sugiere que los bebés sin circuncisión tienen un promedio más alto de infecciones

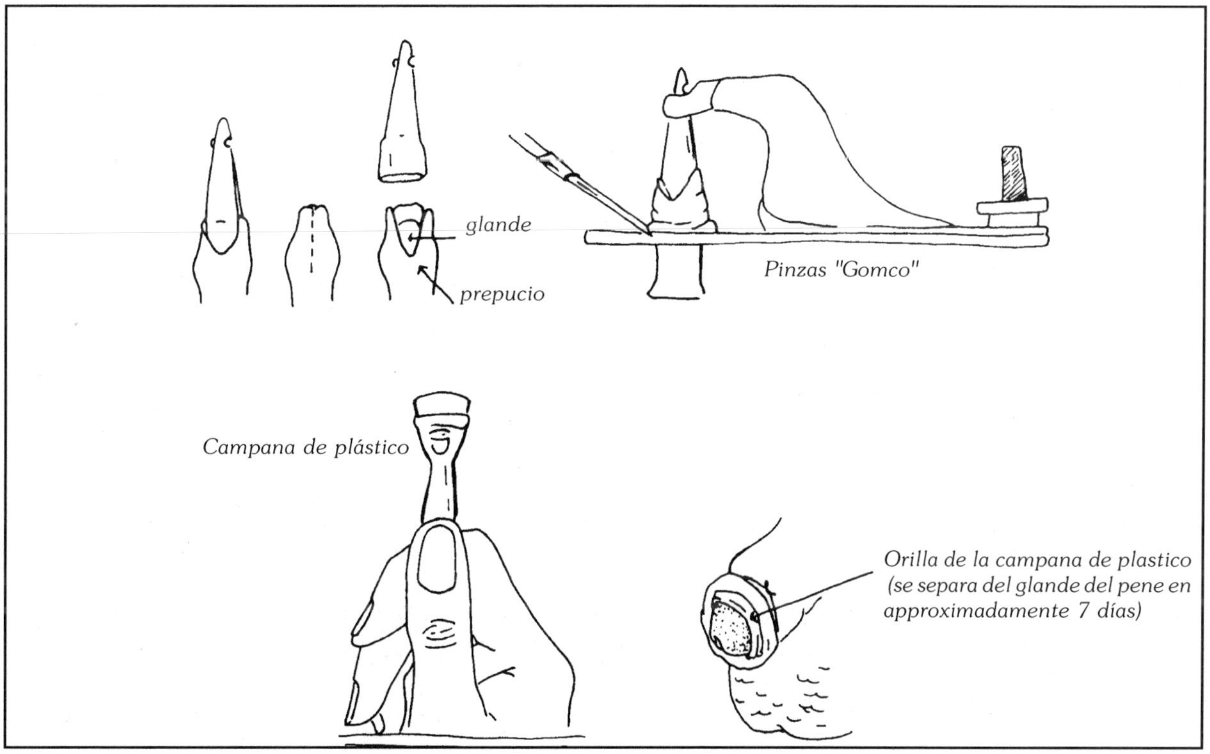

de las vías urinarias. El resultado final no estará disponible por otro año más. Preguntale a tu médico o partera por las últimas novedades.

Es Posible sin Dolor

La circuncisión en los recién nacidos es la única cirugía que se realiza rutinariamente sin anestesia. Quienquiera que te diga que no duele es sordo, tonto, ciego y ¡ miente con todos sus dientes ! Es doloroso y causa tensión al bebé...y a cualquiera que tenga que escuchar sus gritos también. Afortunadamente más médicos ahora están usando anestesia local para realizar el procedimiento.

Si decides que tu bebé sea circuncisado, pregúntale a tu médico si va a usar anestesia local. Tu bebé te lo agradecerá.

Con el Bebe Son Tres O Mas

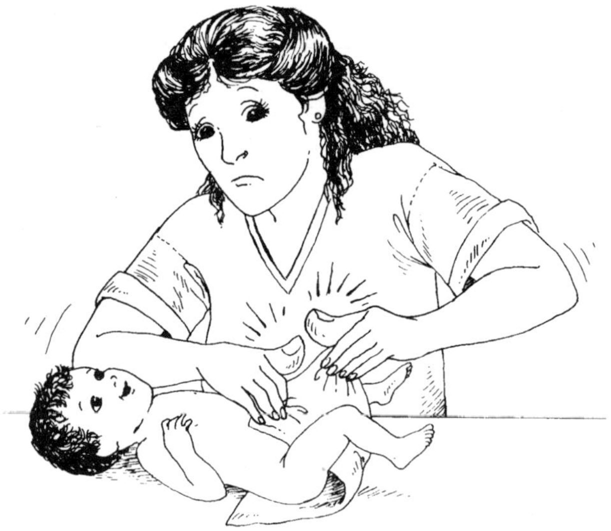
Te sientes "todos pulgares,"

Probablemente habrás oído de la tristeza que siente la madre después de dar a luz. Así se describe el gran "bajón" que sientas después del "acelerón" de haber dado a luz. Todas las mujeres sienten esta tristeza en algún grado. Es parte del proceso de ajuste.

Esto es lo que causa el "bajón" a tu natural "acelerón" después del parto. Físicamente, estás soportando cólicos, dolor del perineo, y/o puntadas, flujo vaginal, pechos llenos, cambio de hormonas, incomodidad muscular y la función de tus intestinos y vejiga están regresando a la normalidad. Tu cuerpo normalmente ágil se ha quedado entorpecido. Te sientes torpe e insegura haciendo tus nuevos trabajos de madre. Tu confianza en ti misma puede bajar drásticamente. Sé paciente; esto es temporal. En poco tiempo, estarás cambiando pañales como la mejor.

Los trastornos emocionales son comunes los primeros 10 días. Te puedes sentir antipática e imposible de amar. Estás apática y sin interés aún para comer. Estás tan cansada como para no pensar en cuán cansada estás. Por la segunda semana en casa, te empiezas a sentir solitaria y aislada. La emoción por abrazar a tu bebé ha disminuído. Ella pasa más tiempo en su cuna. Esto continuará hasta que ella se vuelva más encantadora y te seduzca a pasar más tiempo abrazándola.

¿ Donde Esta Mi Instinto Maternal ?

Nos han enseñado a creer que lo maternal viene por naturaleza. Al momento que nuestro bebé nace, debemos de exudar amor maternal por este pequeño extraño que ahora nos pertenece. No pasa de esta forma. Muchas mujeres se sienten culpables porque no sienten ese sentimiento de amor inmediato. Para ser honestas, pocas mujeres lo hacen. Toma tiempo para construir amor aún para tu bebé. Mujeres con otros niños se preocupan en cómo van a encontrar espacio en sus corazones para amar al nuevo. Es difícil de imaginar el querer al otro niño tanto como quieres a él que ya tienes. Pero los sentimientos llegan, gradualmente...naturalmente.

Liberandote

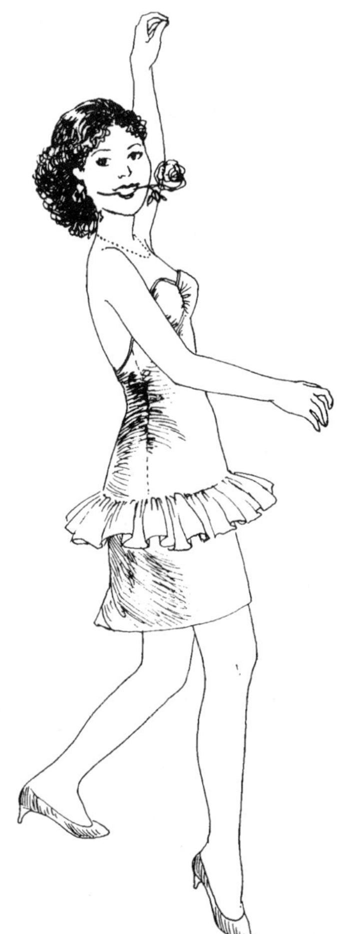

Después del primer mes, la nube gris sobre tu cabeza desaparece como por arte de magia. Quieres ver qué es lo que está haciendo el resto del mundo. Tienes la urgencia de vestirte y salir...cines, bailes, el trabajo. ¡ No puedes esperar ! ¿ Cómo es que en cuanto estás afuera, pasas el tiempo pensando y extrañando a tu bebé ? Te sientes culpable por ser tan egoísta. Corres a casa temprano para compensar a tu dulce bebé...el cual te perdona. Es otro paso gigante a la maternidad. ¡ Estás enganchada !

Encarando el Ser Padre

Las primeras pocas semanas en casa te causan tensión también. Todo el mundo está dando atención a tu esposa y al nuevo bebé, pero tú podrías usar unas pocas palabras amables y algún respaldo.

Esa maravillosa mujer, que atrapó tu corazón y te consiente, está siendo temporalmente extraña para ti. Tú contabas con que las cosas iban a regresar a la normalidad después del nacimiento. Tú añoras esos románticos días que se fueron. Te sientes como el "Llanero Solitario"...te preguntas en qué lío te has metido.

La madre de tu hijo llora fácilmente y está inconsolable acerca de su figura...al menos por ahora. Está deprimida, cansada, y preocupada con el bebé. La privación sexual se ha vuelto una forma de vida. Hay esperanza. La crisis es temporal.

Tú puedes suavizar el camino de regreso a la felicidad. Platica con tu esposa de antemano acerca de los quehaceres que tú puedes y quieres realizar. Es importante platicar estas cosas antes del nacimiento cuando ella está calmada, coherente, y racional. Ten en mente, que tu voluntad para ayudar, paciencia, y actitud positiva suavizarán esos obstáculos en el camino de la felicidad matrimonial. Cuando vuelva a su estado normal, ella recordará y te recompensará por tu lealtad.

¿ Hombre Macho u Señor Mama ?

Durante el embarazo, probablemente tuviste muchos pensamientos acerca de las relaciones que tuviste con tu propio padre. Te has prometido ser una clase de padre diferente o tal vez te preguntas si puedes llegar a la altura del ejemplo de tu padre. Todo mundo espera que decidas que el ser padre no es un deporte de espectador. Hasta ahora, en el juego de ser padre, has estado esperando en la banca. Ahora es tu oportunidad de pasar al primer equipo.

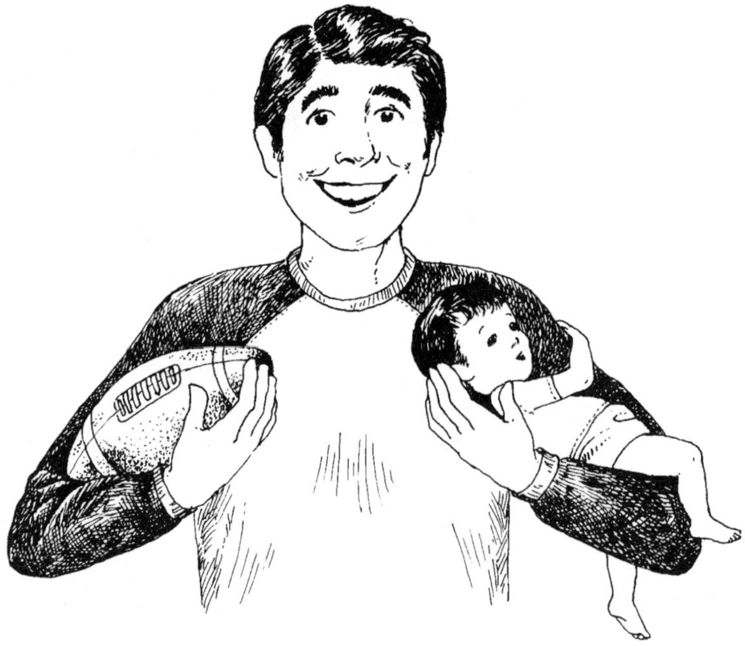

Así que, ¿ qué hacer ? Si los hombres verdaderos no lavan platos ni comen "quiche", entonces, ¿ cambian pañales y alimentan a bebés ?

¡¡ Absolutamente cierto !! Tú construyes una relación más cercana con tu bebé pasando más tiempo con él. Pasarán muchos años hasta que él esté listo para jugar fútbol contigo. No puedes esperar tanto tiempo. Es normal el sentirse incómodo con un bebé al principio. Hay hombres quienes no piensan dos veces en acarrear una pelota através de un campo de fútbol esperando ser atrapados por gigantes sedientos de sangre, pero se sienten intimidados ante un bebé. ¿ Cómo cargas a un bebé ? Cómo una pelota de fútbol. Tú abrazas al bebé en la misma forma que la pelota de fútbol, pero es mucho menos peligroso.

Compra una carriola para bebé y llévala a dar un paseo. Comparte la mecedora, abraza a la bebé y platica con ella. Empieza a cumplir con esa imagen que tienes de un buen padre. Puedes practicar tus habilidades para cuidar niños

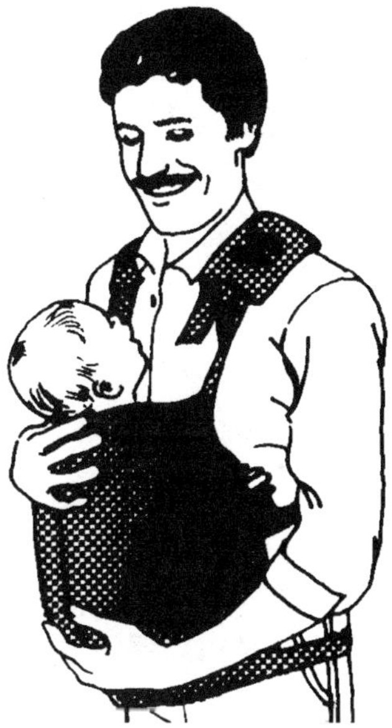

antes de que tu bebé nazca. La comunidad donde vives ofrece clases para el cuidado de bebés. Puedes aprender fácilmente a bañarlos y cambiarles pañales, y técnicas para alimentarlos. Entre más te sientas involucrado en el cuidado de tu bebé, más confiado te sentirás...y más lo disfrutarás.

Tu Romance Interrumpido

No pasará mucho tiempo para que tu esposo esté ansioso de encender la flama de tu deseo sexual y quiera tener el fuego otra vez. El romance está en el aire y se nota el brillo en su mirada. Tú sabes, aquel que tenía exactamente antes de quedar tú embarazada. ¿ Cuándo empieza el juego otra vez ?

La mayoría de las parejas esperan alrededor de 3 semanas o menos antes de continuar su vida sexual. Si no estás interesada en tener otro bebé inmediatamente, necesitas planearlo con anticipación. No cuentes con que estás dando pecho a tu bebé para protegerte del embarazo; porque ésto no lo hará. Lee el resúmen de cuidados anticonceptivos en el apéndice. Ahí encontrarás algo que se adapte a cada quién. Aunque piensas que estás lista para el romance, tu mente y tu cuerpo tal vez no cooperan totalmente. Tal vez te sientas preocupada por lo adolorido y o las puntadas que te dieron. Tal vez estés demasiado cansada. Es normal el estar un poco temerosa al principio. Por un par de semanas, o hasta por 3 meses después del parto, tal vez no respondas a la estimulación sexual tan rápido o tan intenso como antes. Aún cuando tu respuesta sexual regresa completamente, tal vez te sientas débil y cansada. Escoge un momento en que no te encuentres cansada. Encuentra a alguien que cuide al bebé por unas pocas horas mientras tú y tu esposo se disfrutan otra vez.

Si estás preocupada de que la relación sexual te pueda lastimar, pídele a tu esposo que pruebe primero metiendo uno o dos dedos suavemente en tu vagina. Dile que gire sus dedos para ver si tienes alguna área sensible antes de intentar el acto verdadero. Si estás amamantando, tal vez no tengas suficiente lubricación vaginal por ti misma, lo cual puede hacer el acto sexual doloroso. Ten a la mano un lubricante para hacer que las cosas vayan suavemente. Las farmacias venden una variedad de lubricantes. "Physician's Formula Emolient Oil" y "Astroglide" son dos buenos lubricantes.

Una vez que tu respuesta sexual y tu cuerpo regresen a la normalidad, tal vez tengas orgasmos más intensos que antes. El incremento del flujo sanguíneo que aún circula en tu pelvis puede aumentar las sensaciones eróticas. Tu esposo estará agradecido también.

Acerca del Bebe

Ahora te encuentras en casa y lista para empezar tu "entrenamiento sobre la marcha" como mamá y papá con tu nuevo bebé. Cuando te das cuenta de todas las cosas que tienes que aprender, tal vez sientas que te tiemblan las rodillas.

Te das cuenta, con un poco de tristeza, que la atención que disfrutaste de tu médico y por haber estado embarazada, se enfoca ahora a tu bebé. Prepárate para recibir toneladas de consejos de la familia y amigos en cómo cuidar y criar a un bebé. Mantén la cordura escuchando al pediatra de tu bebé y a tus propios instintos. Comforme tú y tu bebé se conozcan mutuamente, encontrarás una rutina propia. Tomen un poco de tiempo y experiencia en volverse unos padres confiables. Este es un mundo completamente nuevo.

La siguiente información está pensada para ayudarte a aprender lo básico acerca de bebés y qué necesitas hacer para hacer tu trabajo más fácil en las primeras seis semanas en casa. Esto te ayudará a irla pasando hasta que puedas comprar un buen libro acerca de bebés.

Pañales

A menos de que te guste el cuero de animal relleno con musgo, tus alternativas todavía son entre pañales de tela y pañales desechables. Para ayudarte a decidir cuáles pañales usar, vamos a comparar los dos tipos.

Los pañales desechables sacan alta puntuación por su facilidad de uso, lo cual a todos nos gusta, pero también tienen sus inconvenientes. Los pañales desechables son muy caros y provocan tres veces más rozaduras al bebé que los pañales de tela. El plástico retiene el calor y las bacterias se desarollan. Tú te quedas seca, pero el bebé permanece muy mojado. Si decides usar los pañales desechables, encuentra una marca que no tenga elástico en la cintura para que permita una mejor circulación de aire.

Los pañales de tela están disponibles en dos formas...hazlo tú misma o servicio de pañales. La forma más barata es hacerlo por tí misma. Tú necisitas al menos tres docenas de pañales para empezar, a menos que quieras pasar todo el tiempo entre la lavadora y la secadora. Aquí te decimos cómo hacerlo por ti misma:

- Compra una pinza con agarradera larga o un "Diaper Duck" para enjuagar los pañales sucios en el excusado, y unas pinzas de ropa para tu nariz.

- Coloca los pañales usados en una cubeta de plástico con una solución de agua y "Dreft" o "Borateem", lo cual reduce el olor y ayuda a matar las bacterias.

- El día de lavado, vacía el líquido de la cubeta de pañales en el excusado. El promedio de lavado de pañales a la vez no debe de exceder de 24. Usa primero el ciclo de lavado centrífugo para quitar el agua sucia de los pañales. Usa un jabón suaveo detergente como el "Dreft". Usa el ciclo de lavado CALIENTE/enjuage TIBIO con un alto nivel de agua.

- Seca con luz de sol o con calor alto en la secadora por 45 minutos para ayudar a matar las bacterias. No es posible para ti el esterilizar los pañales en la forma que el servicio de pañales lo hace porque el agua no comercial y las temperaturas de secado no son lo suficientemente calientes.

Si tienes dinero extra en tu presupuesto, el servicio de pañales es agradable. Es menos caro que los pañales desechables, pero más caro que hacerlo por ti misma. Cuando cambies pañales, usa agua tibia y una tela suave para limpiar los pliegues de la piel. Las bebitas deben ser limpiadas del frente hacia atrás (parte alta de la vagina hacia el recto) para evitar infecciones. Enséñale a ella el método apropiado de limpiarse cuando posteriormente comiences su entrenamiento para usar el excusado sola. No uses como rutina las toallitas húmedas empaquetadas comercialmente. Estas contienen alcohol u otro agente secante que causa irritaciones a la piel. Una vez al día límpia al bebé con un jabón suave como "Dove". Enjuágalo bien con agua tibia y sécalo completamente antes de ponerle pañal.

No pierdas el tiempo con cremas, talcos o aceites. La piel sana no necesita de ellos. Estos interfieren con la circulación de aire. Una buena forma de evitar la rozadura de pañales es no usar calzones de hule, especialmente las primeras pocas semanas. No son necesarias. Déjalo estar encuerado parte del día. El aire fresco es una buena medida preventiva y cura, para las rozaduras de pañales (Ve la sección del libro llamada "Preocupaciones Comunes").

Mamilas y Eruptos

Si tú alimentas a tu bebé con mamila, necesitas un equipo básico. Hay mamilas de plástico, vidrio y bolsas desechables. El vidrio es fácil de limpiar, pero se rompe.

Las bolsas desechables son agradables porque no tienes que limpiarlas y menos aire es tragado por el bebé cuando está tomando su mamila.

La preparación de la fórmula para alimentar al bebé no incluye más que el seguir las instrucciones de la lata para su mezclado. Agrega agua de la llave y estás lista. A menos de que el suministro de agua esté contaminado, no necesitas hervir el agua.

La Fórmula Simple

- Limpia bien con cepillo y agua caliente jabonosa las botellas, o ponlas en el lavaplatos. Los chupones se limpian con un chorro de agua caliente jabonosa através del agujero y se enjuagan bien. El esterilizar botellas hirviéndolas es innecesario.

- Las mamilas no necesitan ser entibiadas. La temperatura ambiental del cuarto está bien.

- Una vez que hayas preparado la mamila, úsala dentro de los próximos 30 minutos o refrigérala. No guardes los sobrantes para después. Comienza con una mamila recién hecha cada vez que alimentes a tu bebé.

- No lo forces a terminar su mamila si se duerme mientras come, o no está interesado en comer. Si han pasado dos y media horas entre cada alimento, y ha comido la cantidad que el médico ha sugerido, no está muriendose de hambre. Sobrealimentarlo puede ser un gran problema con la alimentación con mamila. Bebés gordos no son bebés sanos.

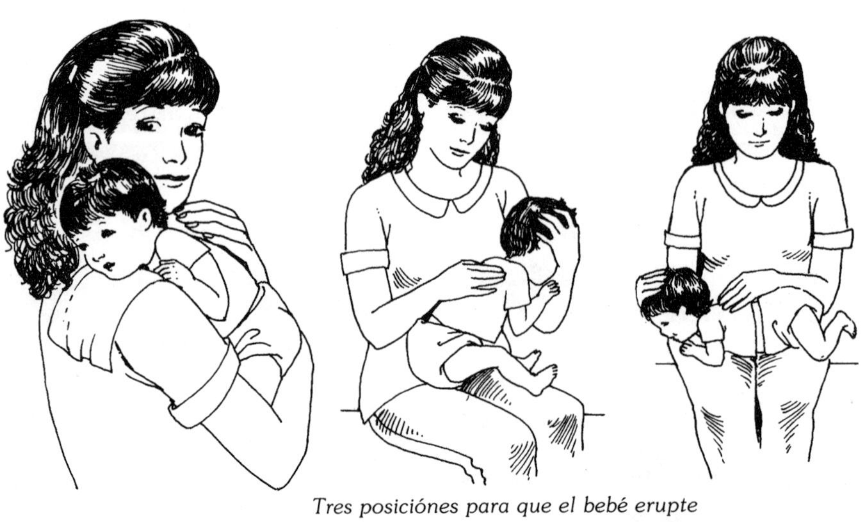

Tres posiciónes para que el bebé erupte

- Checa la abertura del chupón; si la leche fluye en gotas cuando pones boca abajo la botella, así está perfecto. Un agujero grande puede provocar que se atragante el bebé.

- Para que el bebé erupte, puedes ponerlo en la posición parada y con la cabeza sobre tu hombro, con su estómago sobre tu brazo o con él sentado y recargado hacia adelante. Masajéalo o dale ligeros golpecitos en la espalda con la palma de tu mano. Intenta que erupte a la mitad de sus alimentos y al final.

El tiempo de alimentarlo es el momento perfecto para abrazarlo y acariciarlo. Puedes entretenerlo hablándole despacio y sonriéndole. Se supone que es un momento de calma para tí. No caigas en la tentación de dejarle a él solo la mamila sin sostenérsela tú para ahorrar tiempo. Alimentarlo en una posición acostada puede provocar infecciones de los oídos o el atragantarse.

Dormir y Rutinas de Alimentacion

Las primeras cuatro semanas es normal para tu bebé el querer ser alimentado cada tres o cuatro horas. A las cinco o seis semanas de edad, la mitad de los niños alimentados con mamila pueden dormir por 8 horas a la vez. Por el cuarto mes, casi todos los bebés pueden hacerlo. Desde el principio los bebés alimentados con pecho comen más seguido que los bebés alimentados con mamila. También les toma un mes más para que puedan dormir 8 horas sin ser alimentados. A la edad de 3 o 4 meses, la alimentación durante las noches generalmente se disminuye a una. Te darás cuenta que vives esperando ese momento.

Nunca falla. Cuando piensas que estás ajustada a una rutina predecible, tu pequeño angel parece estar llorón y enojado todo el tiempo. Aproximadamente a las dos, seis y doce semanas de edad los bebés alimentados con pecho y con mamila tienen acelerones de crecimiento. En ese momento, los bebés alimentados con pecho necesitan ser alimentados más seguido para incrementar la producción de leche. Aparte de alimentarlos con más frecuencia a los bebés que toman mamila, debes de aumentar de una a dos onzas más de fórmula lactante a cada mamila. Conforme su estómago se acostumbre a aguantar más, disminuirá su tiempo entre cada comida otra vez.

Estableciendo buenos hábitos de dormir a tu bebé es importante para su bienestar y para el tuyo. Si dormir poco te vuelve loca, aquí te damos algunos consejos.

No uses tus pechos como un tranquilizador. El bebé lo usa como "botana" y se acostumbra a pequeños y frecuentes alimentos que continúan durante las horas de la noche cuando tú prefieres estar dormida. El bebé necesita aprender que el dormir y el comer no van automáticamente juntos. Los bebés normalmente despiertan varias veces durante la noche, así que intenta decidir la fuente de los llantos. ¿ Está soñando, quejándose normalmente o está realmente hambriento ? Si ha pasado dos horas o menos desde la última vez que lo alimentaste, no le des pecho o mamila para ayudarlo a volver a dormir. Necesita aprender a dormir sin eso. Como rutina, ponla en su cuna a la hora de dormir cuando ella está todavía despierta. Déjala caer dormida sin el pecho o la mamila. Si quiere chupar, dale un chupón. El succionar un chupón es muy confortable para alguno bebés y no causa que sus dientes salgan chuecos. Ella tragará menos aire con un chupón que si lo haría con su puño o su dedo. El chupón es de gran ayuda durante los primeros tres meses antes de que ella descubra sus manos, dedos y sonajas. La necesidad por chupar algo extra disminuye más o menos por el tercer mes y puedes quitarle el chupón durante este tiempo.

Durante la tercera a la sexta semana de edad, piensa en moverla de tu cuarto si todavía lo está compartiendo. Todos sus pequeños ruiditos molestos te mantienen despierta y te forzan a despertarla sin necesidad. No se pongan nerviosas, una a la otra. Las dos necesitan dormir.

Comidas Solidas

Hasta los cuatro o seis meses de edad, tu bebé no está listo para recibir comidas sólidas. Todavía no está capacitado para tragar adecuadamente o digerir sólidos. La comida solamente pasa através de sus intestinos sin digerirla. Por ejemplo, no caigas en la tentación de agregar cereal a su mamila. Esto no lo hará dormir durante toda la noche ni prolongará el tiempo entre cada comida. Tú estarías buscando problemas. Tu médico te dirá cuándo tu bebé está listo para su primera comida sólida. Los bebés alimentados con pecho no necesitan otra cosa más hasta los seis meses de edad.

Te y Liquidos Dulces

Té de manzanilla diluido con agua puede ser dado a tu bebé si se siente molesto, si lo deseas. Tal vez ayude. No uses miel ni "miel caro". La miel contiene esporas de botulismo las cuales pondrán a tu bebé muy enfermo. No tomes riesgos. El dar a tu bebé dulces, como la "miel caro", es innecesario y causa el subir de peso y caries en sus nuevos dientes. Jugos de manzana o ciruela son una mejor alternativa. Enséñale a tu bebé buenos hábitos de salud desde el principio.

Baños y Ombliguitos

La primera semana en casa, los baños son sencillos. Hasta que el cordón umbilical se cae, usa una toallita húmeda y limpia para limpiar primeramente sus ojos, después la cabeza, atrás de sus oídos, cara, cuello y pecho. De la cintura para abajo, necesita una limpieza más frecuente para evitar rozaduras.

Después de que el cordón umbilical ha caído, puedes empezar sus baños regulares en una tina para bebé, un recipiente de plástico límpio, o el fregadero límpio. Coloca un pequeño trapo en el fondo de la tina para evitar que se resbale. Llena la tina con dos pulgadas de agua y mantén el cuarto tibio. Una vez a la semana, puedes lavar su pelo con champú para bebé que no irrite sus ojos. Si tiene una irritación cerosa con escamas, usa un champú anti-caspa para adultos y talla la irritación con un cepillo suave. No te preocupes por su mollera (el lugar suave de la parte alta del frente de la cabeza). No es tan suave. Enjabona su cuerpo desde el cuello hacia abajo con un jabón suave como el "Dove". Lava los pliegues del pene o la vagina suavemente, igual como lo haces con el resto del cuerpo. No uses aplicadores de algodón para lavarle nada. Si no puedes lavar alguna parte con el trapo para bañarlo, no necesita lavarse. Enjuágalo completamente desde el cuello hacia abajo y envuélvelo en una toalla limpia para secarlo.

A algunos bebés les gusta bañarse desde el principio y otros necesitan más tiempo para acostumbrarse. A algunos bebés simplemente no les gusta el estar sin sus ropas y cobijas. Se ponen muy nerviosos y se quejan mucho. No te preocupes, eventualmente se acostrumbrarán y dejarán de llorar. Puedes ayudarle a relajarse hablándole suavemente, manteniendo su cabeza asegurada por atrás de su cuello, y evitándole movimientos bruscos.

No necesitas bañarlo demasiado seguido. En los primeros meses, dos o tres veces a la semana es suficiente para un baño completo. ¿ Qué tanto se puede ensuciar un bebé en un día ? Lávale sus manos, límpiale la saliva y lo que tire de la boca, mantén sus nalguitas limpias, y guarda tus energías para otras cosas.

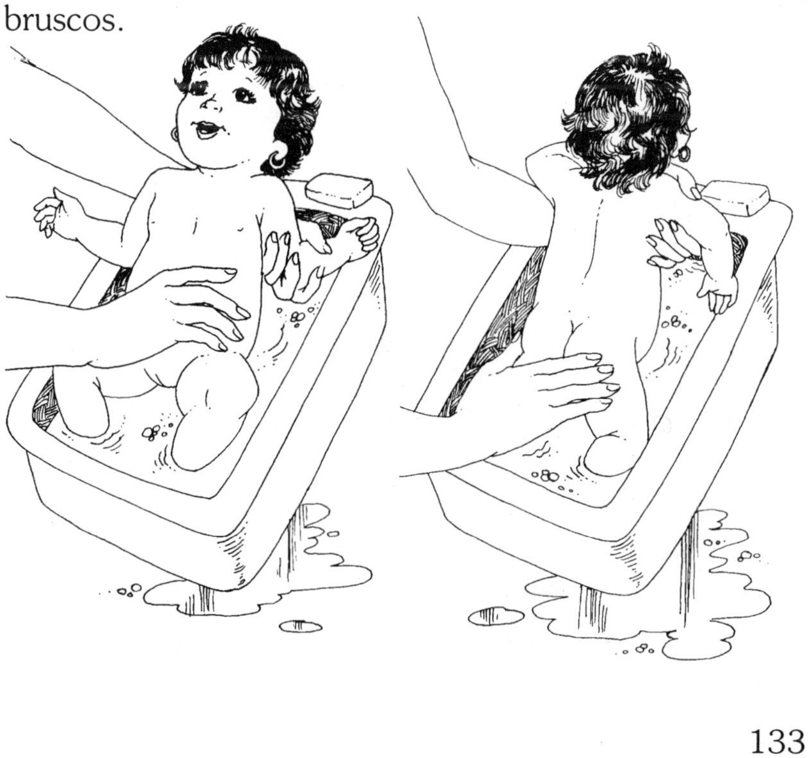

El ombliguito aparece por el quinto o noveno día después del nacimiento, cuando el cordón umbilical cicatriza y se cae. Cuando el cordón umbilical se seca, parece liga gruesa de hule como las que usan en los supermercados para amarrar los vegetales. El exudado o sangrado que ocurre comúnmente después de que el cordón umbilical se cae, puede ser limpiado tres o cuatro veces al día con alcohol. Si el exudado o sangrado duran más de dos o tres días, llama al médico de tu bebé.

El Cuidado del Pene sin Circuncision

El pene sin circuncisión requiere muy poco cuidado. La piel protege el glande del pene de las irritaciones. No intentes jalar la piel del pene hacia abajo. No es posible hacerlo hasta que tenga más o menos tres años de edad o más. Piensa que esta piel es la envoltura protectora que da la madre naturaleza y déjala en paz. Solamente limpia lo que puedes ver y olvida el resto.

Ocasionalmente, te darás cuenta de unas manchas blancas en la punta del pene. No te asustes. "Las joyas de la familia" están seguras. Es solamente el cambio normal de las células de la piel.

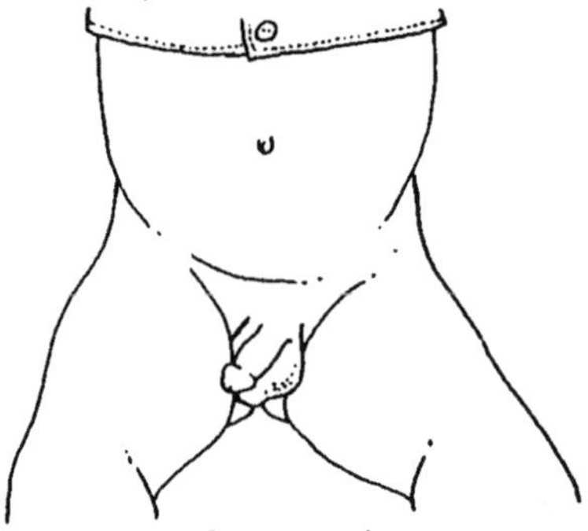

Circuncisado

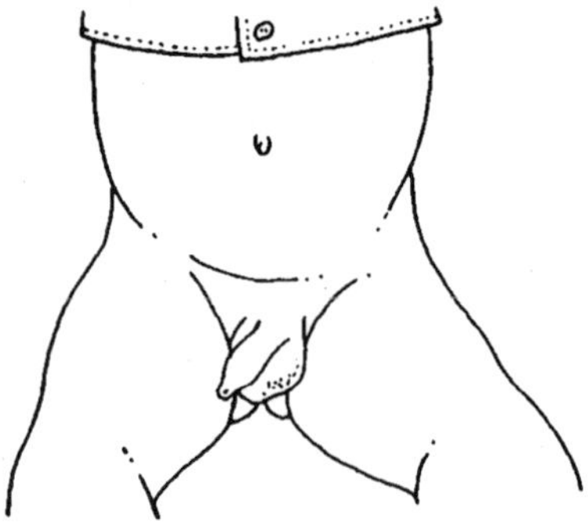

No circuncisado

El Cuidado del Pene Circuncisado

Si tu hijo es circuncisado con la campana de plástico, un anillo de plástico es dejado en el pene de cinco a ocho días, y en dicho tiempo cae por si mismo. Olvídate de que está ahí. No se requiere ningún cuidado. Si la pinza "Gomco" es usada, una gaza con vaselina es usada para envolver alrededor del pene y permanece por 24 horas. La vaselina protege al glande de la irritación y previene que no se pegue el pañal. Deja de usar la vaselina después de dos o tres días para que el aire ayude a cicatrizar. Puedes ayudar al bebé mantendiéndole sus pañales y cualquier otra ropa floja y no dejándolo acostado sobre su estómago por unos pocos días hasta que el área no esté tan sensible. En el proceso normal de cicatrización, un flujo amarillento se pegará al pene. No es una infección. No intentes quitarlo. Solamente usa agua limpia para la limpieza hasta que el cicatrizado esté completo. Después de esto, lávalo como el resto del cuerpo.

Problemas posibles incluyen cualquier sangrado, infección, olor fétido o si parece que está teniendo problemas al orinar. Para cualquier pregunta, habla con su médico.

Diversion y Juegos

Desde el primer minuto, tu bebé está listo para empezar a conocerte. No es la pequeña cosita que aparenta ser. La bebé puede ver objetos de ocho a diez pulgadas de retirado. Prefiere ver caras. En un corto tiempo, ella puede reconocerte como su mamá y a su papá de las otras caras en su vida. Date cuenta de que está capacitada para imitar tu sonrisa, y cualquier otro gesto que puedes hacer. A los bebés les gustan las caras expresivas y voces de alta intonación. Pocas gentes pueden resistir el encanto de un bebé. Aún los hombres más grandes se convierten en sopranos para tener la atención de un bebé.

El hablarle a tu bebé es importante desde el primer día. Durante los momentos que permanece despierta, ponla en una carriola o asiento para bebé donde ella te pueda ver donde estás trabajando por toda la casa.

Háblale mientras estás trabajando, mientras cambias su pañal, y cuando la bañas. Ella aprende rápidamente la diferencia en los sonidos que haces. Ayúdala a aprender la forma correcta en que las palabras son habladas. No le hables como bebé. ¿ Te darías pena a ti misma si le hablaras a tu esposo de la misma forma ?

Lagrimas Solitarias

Cada bebé viene al mundo con su propio y especial temperamento. Algunos bebés son tan calmados como un monje en meditación. Otros nacen irritables y nerviosos, como un predicador sin púlpito en un domingo. Estos bebés necesitan mucho consuelo y ánimo para calmarlos. Todos los bebés lloran y puede ser confuso al principio el intentar decidir qué es lo que quieren.

Los bebés lloran por muchas razones. Lloran cuando quieren comer, pero algunas veces los bebés lloran como una forma de aliviar tensión. Ellos no pueden correr, meditar o hacer ejercicios; entonces lloran. Los bebés lloran cuando están cansados o sobreestimulados. Muchos bebés tienen un cierto tiempo del día cuando están llorones por tres o más horas. Algunos bebés pueden calmarse por si solos. Después de llorar por unos pocos minutos, él chupa su puño y cae dormido. Algunos bebés son inconsolables, y no importa qué es lo que hagas. Es un reto el encontrar qué es lo que calma su alma, pero eventualmente lo encontrarás. Aquí hay unos pocos consejos que recordar para esos momentos de llanto:

- El envolver a tu bebé con una cobijita apretadamente con sus brazos pegados al cuerpo es un viejo truco indio. Los bebés encuentran esto muy calmante.

- El chupón puede ser el dedo pulgar, el puño o un chupón para bebé. Algunos bebés necesitan un tiempo extra para chupar. Si el chupón lo hace feliz...dáselo. Si todavía está acostumbrado al chupón para cuando se case, deja que su esposa se preocupe por ello.

- Los cambios de temperatura pueden molestar a tu bebé. Si tienes dos capas de ropa encima y ella tiene seis, probablemente esté demasiado caliente.

- Los sonidos pueden ser tranquilizantes. Grabaciones de olas marinas, latidos de corazón, voces de la mamá o cualquier música calmada pueden ser confortantes.

- Mecedoras y columpios funcionan bién. Un columpio de cuerda es fabuloso para las horas de comida cuando estás cansada de comer con una mano y tu esposo cortando tu comida al mismo tiempo. Una pequeña hamaca hecha en casa es una buena idea.

- Los portabebés funcionan bien para los bebés a quienes les gusta el contacto constante. La clase de portabebés que se amarran a tu pecho tienen la ventaja para el bebé de oír el latido de tu corazón.

Si has intentado la lista completa y nada funciona...mantén la calma. Acuesta a la bebita en su cuna boca abajo y ponte tus tapones para los oídos. Hiciste tu mejor esfuerzo. Usa tus técnicas de relajamiento en ti misma y piensa positivamente. Todo pasará.

Informacion Por Favor

La mayoría de los hospitales están muy interesados en ayudarte a aprender acerca de, y para estar más confortable con, tu nuevo bebé, antes de que vayas a casa. Puedes estar abrumada con información que de alguna manera no vaya contigo. Una vez que estés en casa, te darás cuenta que todavía tienes muchas preguntas. No estás sola. Aquí te damos algunos consejos que te ayudarán mientras puedes comprar un libro para comprender bien al bebé.

Preocupaciones Comunes

Rozaduras

La causa más común de las rozaduras es porque se le deja al bebé los pañales mojados por largos períodos de tiempo, especialmente los pañales desechables. Cuando le son empezadas a dar al bebé comidas sólidas entre el cuarto y el sexto mes de edad, la nueva comida puede provocarle una reacción alérgica o irritación. La salida de los dientes puede estar asociada con rozaduras. Si estás lavando los pañales, los residuos del detergente o los suavizadores de tela pueden provocar irritación. ¿ Qué hacer ?

- Déjalo estar encuerado. Permite que el aire fresco le alivie sus nalguitas (con el bebé adentro de la casa). Esta es la mejor medicina para las rozaduras provocadas por pañal.

- Evita los calzones de plástico o los pañales desechables. Cubiertas para el pañal hechas de lana, las cuales pueden ser compradas en las tiendas para bebés, pueden tomar el lugar de los calzones de plástico.

- Cámbiale los pañales más frecuentemente. Cuando laves los pañales, dales una enjuagada extra con media taza de vinagre agregada a la última agua de enjuague.

- Usa "Desitin" con óxido de zinc o "Gel de Aloe Vera" los cuales son muy efectivos en cicatrizar las rozaduras del pañal casi de la noche a la mañana.

Si el problema se vuelve crónico y no te ajusta el dinero, cambia a servicio de pañales y a las cubiertas de pañales hechas de lana. Algunos bebés realmente no pueden tolerar pañales desechables.

Estreñimiento

No es generalmente un problema durante las primeras pocas semanas de la vida del bebé. Para definir el estreñimiento en un recién nacido, es el esforzarse para intentar defecar sin resultado. El número de defecaciones por día no es factor para determinar el estreñimiento. Todos los bebés son diferentes. Los bebés alimentados con mamila están más propensos al estreñimiento, especialmente durante temperaturas cálidas. A los bebés alimentados con pecho se les puede evitar el estreñimiento, si la mamá toma líquidas extras. El factor importante es el resultado, no la regularidad. Si piensas que tu bebé está estreñido, llama a su pediatra para consejo.

Condiciones de la Piel

Es muy común para un recién nacido el tener pequeñas bolitas blanquiscas en su nariz. Estos son poros tapados y desaparecerán en pocas semanas. No necesitas hacer nada, a excepción de lavar su cara con agua tibia.

Aproximadamente el 50% de todos los bebés que nacen tienen áreas rojizas en el pecho o párpados, llamados "mordidas de cigüeña" o "manchas de salmón". La mayoría de estas manchas se desvanecen y desaparecen a lo largo de los meses o los años.

El 50% de los bebés que nacen en su tiempo tienen lo que se conoce como ictericia fisiológica...una coloración amarillenta de la piel que aparece en el segundo o tercer día después del nacimiento. Primero ves lo amarillo en la cara y el torso, y después en los brazos y piernas. Con bebés con piel obscura, se ve el color en las encías y en el blanco de los ojos. Es un proceso normal para el cuerpo el destruir los glóbulos rojos extras que ya no son necesitados. Algunas veces el hígado no puede aguantar. Por el séptimo día de vida, el hígado está capacitado para aguantar el trabajo más eficientemente. En menos de dos semanas lo amarillo desaparecerá. Casos suaves de ictericia no son dañinos y no requieren tratamiento.

Casos severos necesitan ser tratados. Si piensas que tu bebé está amarillo, llama a tu médico. No esperes hasta que esté del color del maíz maduro.

Llenado de los Pechos y Flujo Vaginal

Todos los bebés recién nacidos, niños y niñas, pueden tener algún ligero llenado de los pechos. Tú puedes ver y sentir una pequeña bolita bajo el área de los pezones. Esta es una condición temporal. No te preocupes.

Durante los primeros pocos días, el área genital de ambos sexos está un poco hinchada. Las bebitas comúnmente tienen un flujo vaginal blanquisco, tintado de sangre por unos días después del nacimiento.

Atragantamiento

No es común en los bebés de menos de seis meses de edad. El recién nacido tal vez se atragante si la leche fluye demasiado rápido, pero se recuperará rápidamente. Si te encuentras preocupada, sostenlo con su cabeza más baja que su cuerpo y la gravedad hará el trabajo. No es necesario darle golpecitos en su espalda lo cual puede asustarlo.

El Niño con Colico

Es ese niño tuyo que grita tan fuerte, y su cara está roja por el esfuerzo. Sus piernas están encogidas y su abdomen está duro e inflamado. Sus pies y manos están fríos como el hielo y tú estás al borde de perder la cabeza. Tú necesitas toda la ayuda que puedes tener.

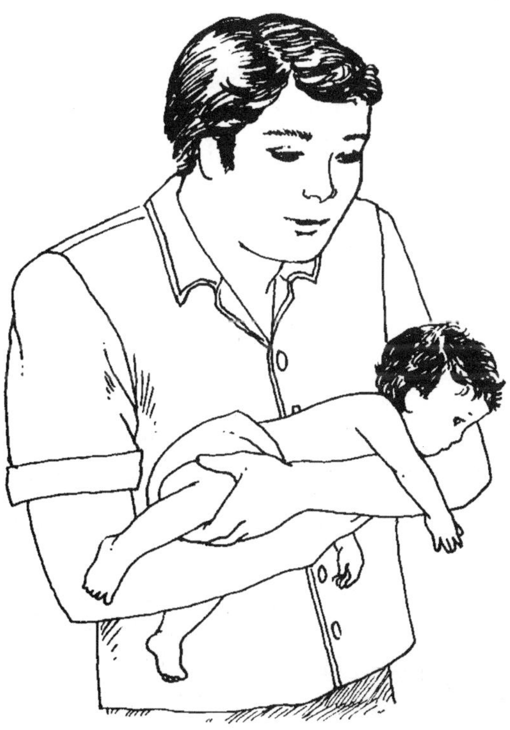

Un posición por cólicos

Lo que causa los cólicos es todavía un misterio, pero la cura es simplemente el tiempo. Los cólicos generalmente desaparecen por el tercer mes de edad o antes. Mientras tanto, usa los remedios para bebé lloroso. Otra técnica de sobrevivencia incluye la posición de cargarlo que disminuya la presión en su abdomen. Ponlo en su portabebé o carriola y llévalo a dar un paseo. Colócalo en su silla portabebé encima de la secadora mientras está trabajando, pero no lo dejes solo. Llévalo a dar una vuelta en el coche. Pídele a un vecino que le haga todo lo indicado arriba por una hora o mientras tú pones tu cabeza bajo las cobijas y descansas. Pregúntale a su pediatra por consejos adicionales y remedios.

Hasta que el problema de los cólicos se resuelve, duerme cuando tu bebé lo hace. Pide ayuda con el trabajo de la casa y come bien. No necesitas los cambios de humor que van con tu azúcar en la sangre botando por todos lados. Durante las horas más difíciles, mantén este pensamiento: este bebé que tienes ahora inconsolable, pronto será un infante encantador que será la delicia de tus días. Vale la pena esperar.

Cuando Llamar al Medico del Niño

Un bebé enfermo puede ser la pesadilla para cualquier padre, especialmente el nuevo. ¿ Cómo puedes saber si el bebé está enfermo ? Uno de los primeros síntomas es que no está interesado en comer. Si llora, se queja y rehusa uno o dos alimentos consecutivos mientras parece muy inquieto y apático, probablemente está enfermo. Llama al médico.

Fiebre

Es otro síntoma. Si tu bebé tiene una temperatura rectal de 101.8° F, o una temperatura axilar de 99.8° F, llama a su médico. Si no sabes usar un termómetro, aquí está una rápida lección sobre qué hacer. La temperatura rectal es innecesaria. Solo coloca la punta del termómetro bajo la axila con su brazo hacia abajo para mantenerlo en lugar. Fíjate que la punta del termómetro no está saliendo por el otro lado del brazo. Este método es más fácil y seguro que el método rectal.

Los termómetros digitales son fabulosos porque anuncian con un "beep" cuando la lectura está lista y muestran el número en la mirilla. Si tú prefieres el modelo viejo de termómetro, agítalo hacia abajo hasta que la línea plateada (mira el dibujo) es menor que 98.6° F. Después de colocar el termómetro, mantenlo de tres a cinco minutos. La temperatura normal axilar es de 98° F.

Si tú prefieres checar la temperatura rectal, lubrica la punta plateada del termómetro con vaselina. Coloca al bebé sobre su estómago con una vista clara de su área rectal e inserta el termómetro muy cuidadosamente a una profundidad de 3/4 de pulgada. Mantén el termómetro y espera de tres a cuatro minutos. Retíralo y lee. La temperatura rectal normal es de 99.5° F.

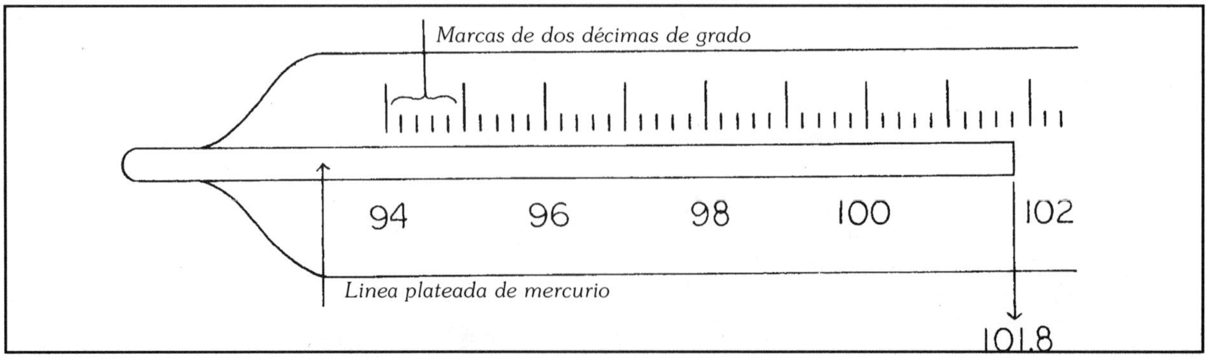

Tú lees un termómetro deteniendo la punta roma en tu mano derecha con la punta plateada apuntando hacia tu izquierda. Gira el termómetro muy suavemente hasta que puedas ver la línea plateada de mercurio. La temperatura se puede leer donde termina la línea. Números pares están escritos bajo las líneas obscuras pesadas como se muestran. Los números nones no están escritos pero están representados por las líneas obscuras entre los números escritos. Las pequeñas líneas finas entre las líneas obscuras representan 2/10 de un grado. Por ejemplo, la línea de mercurio en la ilustración para en 101.8° F.

Si piensas que tu bebé tiene fiebre, toma su temperatura antes de llamar al médico. Esta es una información importante. Si todavía no te encuentras segura en cómo tomar una temperatura, que te lo enseñe una enfermera en la oficina de tu médico o en tu clínica te enseñarán.

Diarrea

Una diarrea verdadera, si no es atendida, se puede volver un problema serio para un recién nacido. La diarrea puede ser definida como el bebé arrojando una gran cantidad de líquido por el recto con una pequeña defecación, o un incremento en la frecuencia de defecaciones con una consistencia líquida. La apariencia de la defecación se vuelve café-amarillenta o verdosa con un poco de moco. Cólicos intestinales tal vez antecedan a los repentinos movimientos intestinales explosivos. Para evitar una seria deshidratación, un balance entre qué entra y qué sale debe ser llevado. Si tu bebé tiene diarrea, llama a su médico.

Previniendo Accidentes

Asientos de Coche para Bebe

Los accidentes de coche y caídas son las más grandes amenazas para la seguridad de tu bebé durante los primeros dos meses de vida. Cada mes cerca de cuatrocientos niños menores de cuatro años de edad mueren en accidentes que pudieron haber sido evitados. El primer viaje de tu bebé a casa del hospital debería ser en un asiento mirando hacia atrás, adecuadamente asegurado, un asiento de infante aprobado por la "FAA" ...no en tus brazos. Su pediatra puede darte un folleto llamado "A Family Shopping Guide To: Infant/Child Automobile Restraints" (Una Guía Familiar de Compra Para: Restricciones Automovilísticas para el Infante/Niño), el cual es proveído por la Academia Americana de Pediatras.

Cuando vayas a comprar un asiento de bebé para coche, mira las etiquetas y asegúrate que reúne los requisitos federales (aprobado por la FAA). Pregúntale al cajero si puedes probarlo antes de comprarlo para estar segura que se ajusta a tu

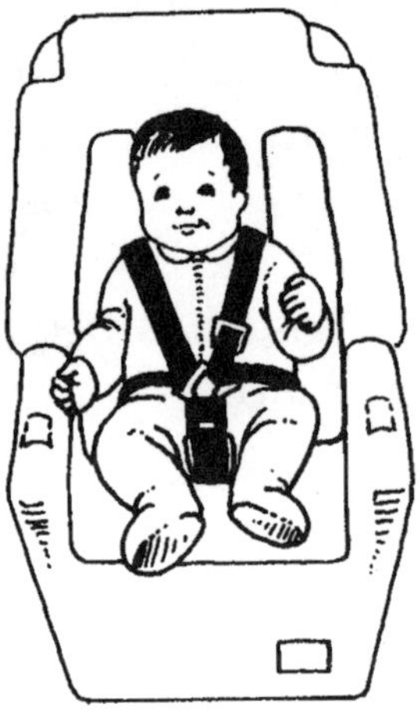

Ropa apropiada para ajustar al bebé en el asiento del carro.

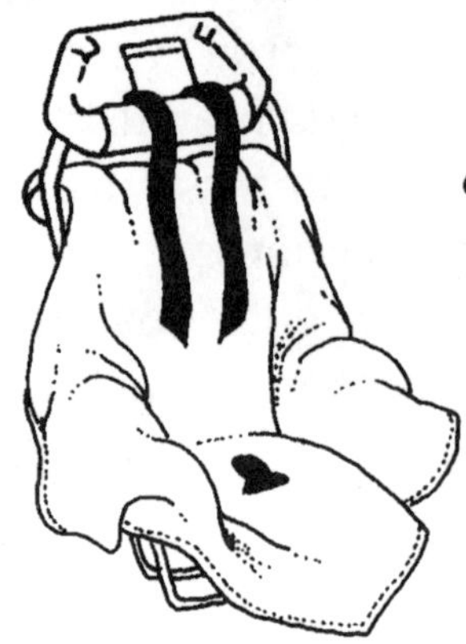

Haz agujeros en la cobija y pasa las cintas através del

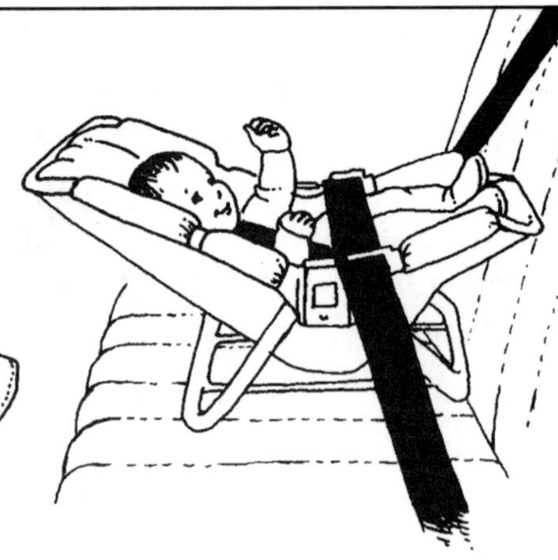

Asiento para infantes

coche, y que sabes cómo asegurarlo adecuadamente. Esas cosas no son fáciles de saber, así que pide ayuda si la necesitas.

Caidas

Accidentes y lastimaduras por caídas son fáciles de prevenir. No pongas a tu bebita sobre mostradores, sofás o mesas para cambiar pañales y la dejes sin poner atención ni sin asegurarla. Aún los bebés más pequeños pueden arreglárselas para caer. Si tienes que dejarla, aunque sea por un minuto, ponla en el piso.

Una cuarta parte de los casos de niños ahogados ocurren en casa en la tina de baño. Nunca dejes sola a tu bebé en la tina del baño por ninguna razón. No desarrolles malos hábitos que pueden producir desastres.

Hermanos

Es mejor no dejar a niños pequeños (de uno a cuatro años de edad) solos con el nuevo bebé. El bien intencionado niño puede estar tentado a cargarlo y podría perder el control y dejarlo caer. También el bebé puede ser abrazado demasiado fuerte ó dado de comer algo que todavía no está listo para comer. El tiempo que ellos pasan con el bebé debe ser de dicha pero supervisado hasta que el niño pequeño tenga la suficiente edad para entender lo que no es peligroso.

Aimales Domesticos

Es una buena práctica el no permitir animales domesticos en el cuarto del bebé. Los gatos especialmente pueden ser un problema. A ellos les gusta dormir cerca de cuerpos calientes, y ¿ qué es más antojable que un bebé ? Ellos pueden fácilmente subirse a la cuna del bebé. Ha habido casos donde un gato ha dormido con un recién nacido e inadvertidamente lo ha asfixiado. Perros de casa bien educados han mordido a bebés y a niños pequeños sin ningún aviso.

En general la guía para proteger a tu bebé de los niños pequeños puede ser aplicada a lo animales domesticos.. Ellos no pueden tener responsabilidad por algo que ellos no entienden.

Cunas

Una cuna segura es muy importante. No importa que la cuna sea nueva o vieja, revisa que los barandales o barrotes no estén separados más de 2 pulgadas con 3/8. La altura del colchón debe ser ajustable para que pueda ser bajado conforme tu bebé crece y aprenda a pararse y sentarse. No debe de haber espacios entre el colchón y los cuatro lados de la cuna. Un colchoncito delgado para protección lateral funciona bien para rellenar los espacios si es que los hay. Asegúrate que los adornos de la cuna no sean un peligro potencial para un bebé curioso a quien le están saliendo los dientes.

Vacunas

El tener a tu bebé inmunizado contra las numerosas enfermedades infantiles es un factor muy importante en salvaguardar su salud. Enfermedades como la difteria, tosferina ("pertussis"), sarampión y polio no han sido erradicadas. Todavía están ahí esperando un bebé que no ha sido inmunizado. Si los niños no están vacunados pueden ocurrir epidemias y provocar daños. Las vacunas empiezan aproximadamente a los dos meses de edad. El médico de tu bebé tiene folletos que explican las diversas vacunas y lo que hacen. Cualquier pregunta y preocupación que tengas puede ser contestada por el médico. Haz tu parte para tu bebé y tu comunidad.

Se Buena Contigo Misma—Pelea Contra la Fatiga

A pesar de tu deseo de ser "Super Mamá" y esposa, tal vez no tengas la energía necesaria. No te atrases sin haber empezado. Planéalo con anticipación. Antes de que des a luz, cocina tantas comidas con anticipación como puedes. Dile a la abuela (s) que si realmente te quiere, ella agregará unas pocas comidas a las que tu hiciste. Congela tus propias comidas. Haz una lista de los quehaceres que tus amigos pueden hacer por ti. Diles que no quieres más sonajas para el bebé; tú quieres a alguien que cuide a tu bebé cuando lo necesites.

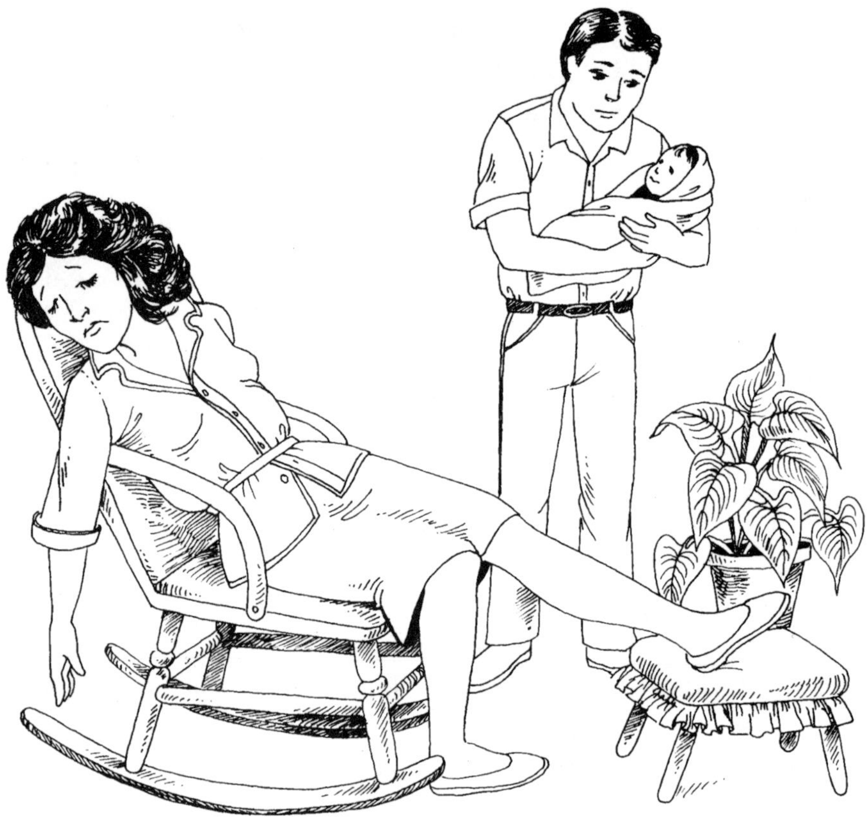

Después de que hayas estado en casa por unos pocos días te encontrarás pensando que podrías fácilmente matar para una noche completa de sueño. Tú necesitas ayuda, así que involucra al papá desde un principio. No monopolices al bebé. Déjalo ayudarte. Entre más que él haga, más seguro será cuidando a su nuevo bebé. Recuerda, él puede aprender a hacer cualquier cosa que tú haces excepto amamantarlo. Hablen uno al otro acerca de lo que necesitas y en lo que puede hacer para hacer los ajustes más fáciles. Ustedes están en esto juntos.

Aparta tiempo cada día, para continuar con tus ejercicios de relajamiento/ meditación. No olvides tu cuerpo. Comienza a ejercitarlo. El caminar ayuda a relajar tensión y fatiga. También acelera el retorno a tu figura de diosa de cine.

Haz que la abuela lea este libro. Al menos cuando te den consejos, serán de acuerdo con lo que has estado leyendo. Si la abuela quiere ayudar, déjala hacer el trabajo de la casa mientras tú cuidas al bebé.

Este es un viaje excitante que has realizado, y otro nuevo está empezando. Sean pacientes y amorosos uno al otro, y sobre todo para el viaje que viene, mantén tu sentido del humor.

Δ

17

AMAMANTANDO AL BEBE

El propósito de este capítulo es ayudarte a tener un buen comienzo para amamantar a tu bebé. En los humanos, el amamantar no es por instinto, éste se aprende. Es rara la mujer que no pueda amamantar a su bebé si lo desea.

Mitos y Conceptos Erroneos

Hay mucha información errónea en relación al amamantamiento. Aquí hay una lista de conceptos verídicos.

• **No necesitas tener pechos gigantes para amamantar a tu bebé**. Pechos grandes o planos, todos tienen igual oportunidad de tener éxito.

• **El amamantar no causa a tus pechos el colgar o perder su forma**. Un buen sostén de soporte es todo lo que necesitas. El amamantar hace más rápido el retorno de tu figura anterior porque pierdes peso más rápidamente.

• **¡ No existe el no tener suficiente leche** ! Usala o piérdela. Si amamantas a tu bebé con suficiente frecuencia, tu producción de leche incrementa. No uses mamila para completar su amamantamiento. Tu bebé se confundirá. El mamar en una botella es diferente que en un pecho.

• **Los bebés no se vuelven alérgicos a la leche de pecho** y no les causa urticaria en la piel.

• **Tú puedes amamantar aún cuando estés enferma.** La leche de tus pechos protege a tu bebé contra infecciones. Solo lávate las manos bien.

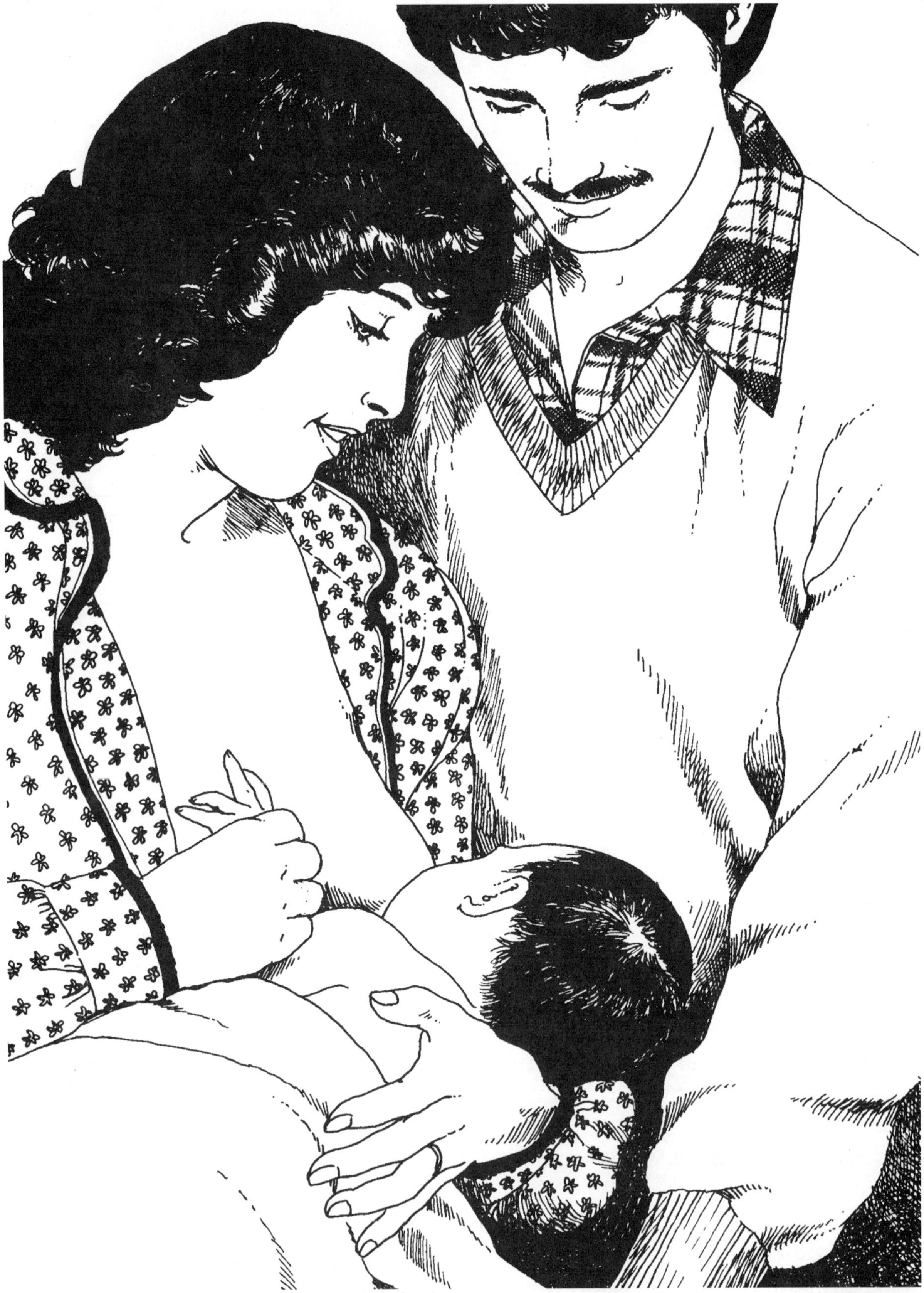

• **Al bebé no le afecta lo que tú comes.** No tienes que privarte de jugo de naranja, limonada, café, chile, carne de puerco, alimentos condimentados, ni chocolate. Si no tienes problemas con estos alimentos, tampoco lo tendrá tu bebé.

• **Beber cerveza o vino no incrementa tu producción de leche.** El tomar muchos líquidos sí lo hará. Un poco de cerveza o vino no causa problemas, pero son preferibles otros líquidos. Malteadas o atoles están bien.

• **Preparando tus pezones para amamantar con ejercicios para hacerlos fuertes es innecesario.** No pierdas tu tiempo. La estimulación prolongada de tus pezones te pueden provocar contracciones lo cual no es una buena idea si estás teniendo un embarazo complicado. La estimulación de los pezones al hacer el amor no es generalmente un problema porque es intermitente y no prolongada.

• **El recortar el amamantamiento no te previene del dolor en los pezones.** Esto solo lo retrasa y tú reduces la estimulación que necesitas para producir más leche. Al limitar el amamantamiento el bebé sólo tiene la "primera parte" de la leche. La "última parte" de la leche provee la satisfacción y las calorías. Deja a tu bebé que se alimente cuando quiera y el tiempo que quiera. El mamar sin límite también te protege en contra de que se llenen demasiado tus pechos.

Obstaculos al Amamantamiento

Información incorrecta ha llegado de muchas fuentes...abuelas, amigas, y aún de enfermeras. Te puedes sentir confusa y desanimada si cada quien te dice una cosa diferente. Lee este capítulo y consúltalo tan seguido como tengas problemas, o tengas preguntas.

El cansancio y la tensión pueden ser los problemas mayores. La tensión interfiere con el reflejo de dejar bajar la leche. Asegúrate de tener suficiente descanso. Toma más tiempo el alimentar a un bebé con pecho, pero ahorras tiempo al no tener que preparar mamilas. Nadie más puede alimentar a tu bebé a las 2 de la mañana, excepto tú. Usa tus ejercicios de relajamiento para mantener la calma.

La falta de respaldo de tu esposo y familiares puede ser el beso de la muerte. Es común el escuchar frases tales como, "¿ estás segura que tu leche es un alimento completo ?", "este pobre bebé debe estar muriendose de hambre", "este pobre pequeño parece que está perdiendo peso". Entre el cansancio y la desesperación, te hundes en la desesperanza y corres por una mamila. ¡ Resiste la tentación !

Puntos de Interes

La primera comida de tu bebé es el calostro. Este es el líquido amarillo, pegajoso, y dulce que puedes esprimir de tus pezones. Es alto en calorías y proteínas. El calostro contiene las substancias que cubren sus intestinos y lo protegen en contra de infecciones. También tiene un efecto laxativo. El excremento de los bebés amamantados con pecho está flojo y aguado. El estreñimiento no es un problema.

De una a dos semanas después del parto, tu leche se verá pálida y azulada. **Este es el único alimento que la bebé necesita desde el primero al sexto mes de vida.** Los rtortijones de la matriz pueden ser un problema menor mientras amamantas, pero generalmente desaparecen después de 6 o 10 días. Dos medicinas, que se venden sin receta médica, "Advil" y "Nuprin", te darán excelente ayuda para los cólicos. Si estás amamantando completamente a tu bebé, probablemente no tendrás períodos menstruales. No uses el amamantamiento como un método de control del embarazo. Esto no te protege.

La penetración durante las relaciones sexuales puede ser dolorosa debido a que la lubricación vaginal ha disminuido. Compra un lubricante en la farmacia para remediar la situación. "Astroglide" o "Physician's Emollient Formula" son recomendados. Muchas mujeres encuentran el amamantamiento una experiencia erótica, lo cual puede ser desconcertante. Algunas mujeres han reportado haber tenido orgasmos. Ahora sabemos cómo los fabricantes de fórmulas para lactantes arruinaron la diversión.

Buenos Comienzos

Conociéndose. Pocos bebés tienen suficiente hambre para amamantar bien inmediatamente, pero es una buena idea el dejarlo familiarizarse con tus pechos al momento de nacer. El reflejo de mamar es el más fuerte las primeras 2 o 3 horas después de nacido y después se disminuye por algunos días. Probablemente la bebé está cansada del proceso de nacer y necesita descansar...lo mismo que tú.

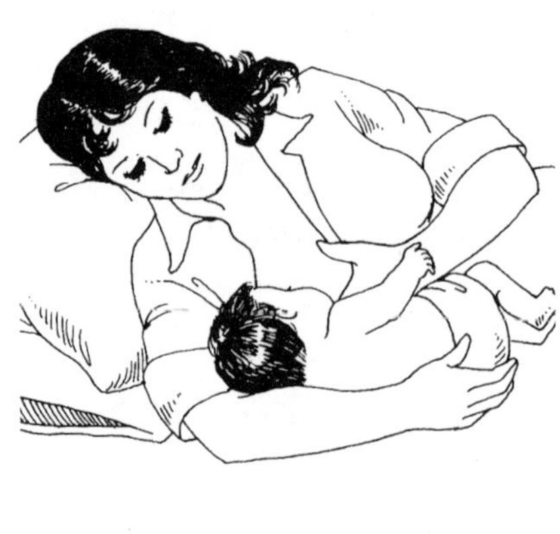

Posición Adecuada. Aprendiendo el modo adecuado de colocar a tu bebé para amamantarlo es la mejor forma de evitar pezones adoloridos. Siéntate derecha en una silla o la cama y colócalo atravesado sobre tu abdomen con su cabeza en la parte interna del codo sobre tu brazo. Gira todo su cuerpo hacía tí Su cara, pecho, abdomen y rodillas deben estar mirando hacia tí. Esto coloca el pezón directamente enfrente de su boca. Tú puedes doblar tus rodillas para acercarlo más. Si tuviste cesárea, descansa sobre tu lado o coloca una almohada entre tus rodillas y el bebé para levantarlo y evitar que toque tu abdomen. No uses la posición incorrecta mostrada en la figura #1. Este es un error común. Agarra tu pecho con el dedo pulgar arriba y tus otros dedos abajo (figura #2). La posición correcta permitirá la estimulación y el vaciado de los ductos del pezón para ayudar a prevenir que se tapen y se llenen demasiado los pechos.

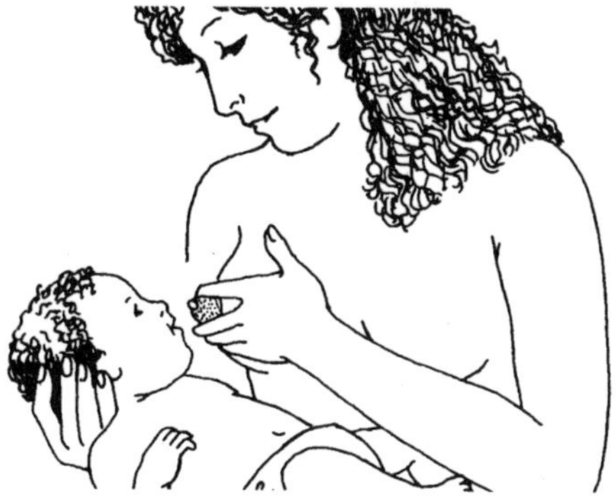

FIGURA 1
INCORRECTA

Exprime un poco de calostro, si es posible, para llamar su atención (figura #3). Con mucho cuidado toca su labio superior con tu pezón. Cuando abra su boca completamente, jálala hacia ti, su estómago tocando el tuyo. Ella podrá respirar si su cuerpo está derecho en frente de tí. Para estar seguro de que puede respirar, levanta tu pecho suavemente con la mano en vez de bajarlo con tu dedo pulgar. Ten cuidado de no romper el buen contacto que tienen.

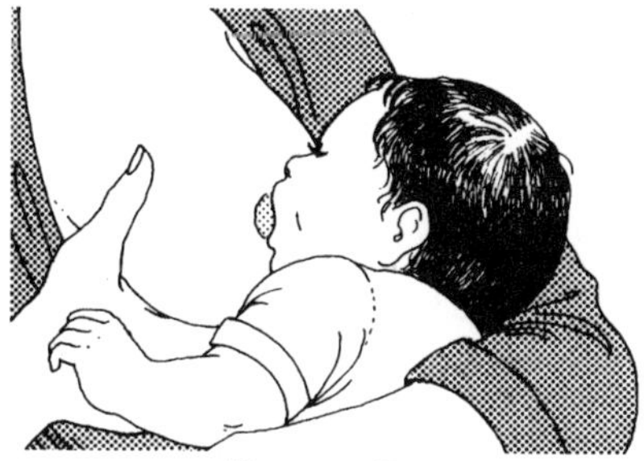

FIGURA 2
CORRECTA

Para que mame adecuadamente, la mayoría de la parte obscura de tu pezón (aréola) debe estar en su boca. Su mandíbula debe de acomodarse con todo el pezón profundamente en su boca. Esta posición ayuda a tus pezones a no estar adoloridos.

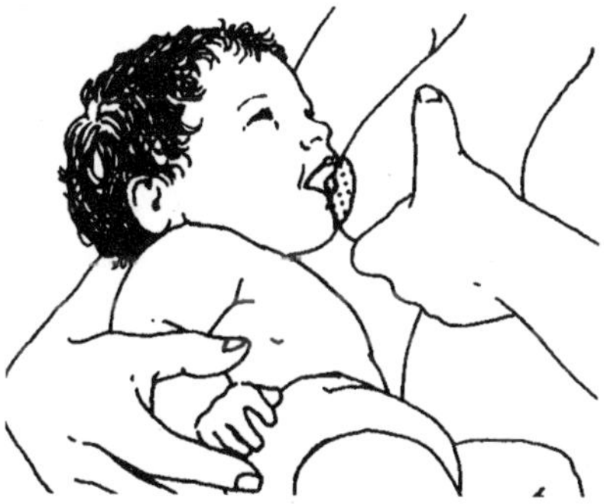

FIGURA 3

Duración del Amamantar. El tiempo promedio de amamantamiento de cada pecho es aproximadamente de 10 minutos. El 90% de la leche puede ser obtenida en 7 minutos. Para finalizar el amamantamiento, mete tu dedo pequeño en la esquina de su boca para romper la succión (figura#4). La siguiente vez que la amamantes, comienza con el pecho que usaste al último la vez anterior. Por ejemplo, si terminaste con el pecho izquierdo, comienza el siguiente amamantamiento con el mismo pecho. Esto asegura que el pecho esté completamente vacío.

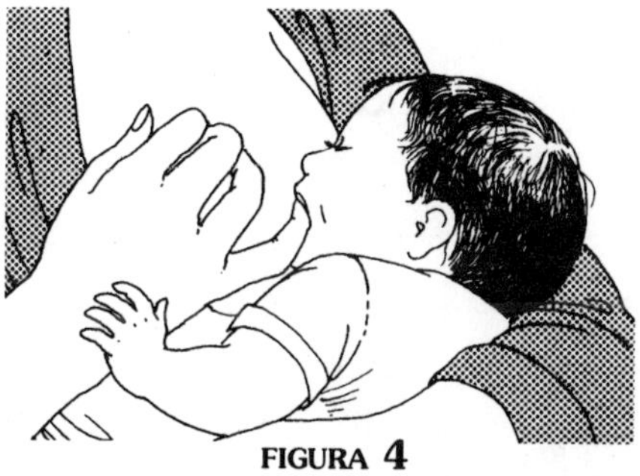

FIGURA 4

Los bebés que están siendo amamantados deben alimentarse al menos cada 3 horas con un sólo período de 5 a 6 horas sin alimentarse en 24 horas, para asegurar que tome suficientes líquidos e incremente la producción de leche. Tú bebé está teniendo suficiente leche si estás cambiando 6 pañales mojados por día. Puedes esperar que ella aumente de peso cerca de una libra por mes.

Cuidado de los Pezones. Es simple. Deja que tus pezones se sequen al aire por 15 o 20 minutos. Lava tus pezones con agua solo cuando te bañes. Si tienes piel seca, lubricantes naturales como aceite vegetal te ayudarán a evitar pezones agrietados. Evita productos como "Masse" y "crema Mammol" porque tienes que quitarlos de tus pechos antes de amamantar al bebé. El tener los pechos goteando puede ser un inconveniente temporal. El bebé llora y crees que la presa se rompió. Para parar el fluído, presiona las palmas de tus manos firmemente contra tu pecho. Usa pañuelos de algodón, blancos y lavables como almohadilla. El goteo generalmente se calma cuando el amamantamiento está bien establecido.

Eruptando. Algunos bebés necesitan eruptar después de tomar leche de cada pecho. Otros no lo necesitan aún después de alimentarse de los dos pechos. Si no erupta, ponla en la cama sobre su estómago. Esto tal vez ayude.

Mamas Que Trabajan

Si tú planeas regresar a trabajar después de haber tenido a tu bebé y realmente quieres amamantarlo, lo puedes hacer. Tú solamente tienes que estar bien organizada y comprometida a hacerlo.

Encuentra a una niñera ("babysitter") cerca de donde trabajas. Puedes alimentarlo antes de irte a trabajar. En la pausa del almuerzo, puedes correr a la casa de la niñera para proveerle su almuerzo al bebé. Otra forma es exprimir tus pechos y guardar la leche para después. Un momento oportuno para exprimir tus pechos se presenta cuando estás amamantando a tu bebé. La bajada de la leche está en su momento. Un pecho para él y tú exprimes el otro para guardar la leche para después. Extractores de leche son más rápidos pero cuestan dinero. Algunos educadores para clases de preparación de parto y algunos hospitales alquilan estos extractores.

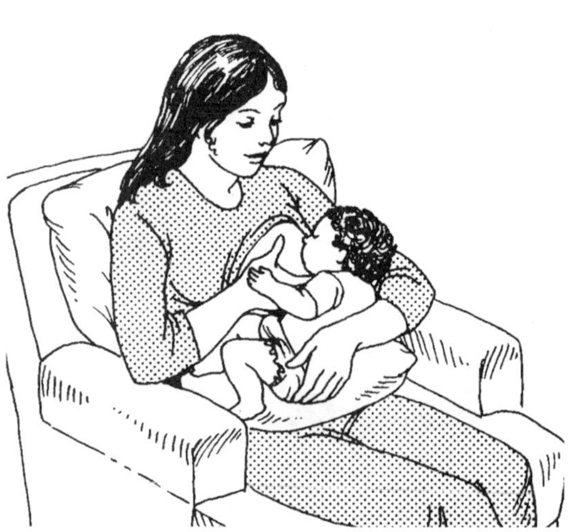

La leche de pecho puede ser guardada en el refrigerador por 24 horas en un recipiente limpio. Si tú congelas la leche, ésta dura 2 semanas en un congelador de una puerta y algunos meses en un congelador de 2 puertas. Tú puedes descongelar la leche en el refrigerador por 2 horas y calentarla metiendo el frasco en agua tibia. Ten en cuenta que calentar, congelar, y descongelar disminuyen las cualidades de proteger contra infecciones que tiene la leche.

Como Exprimir Leche

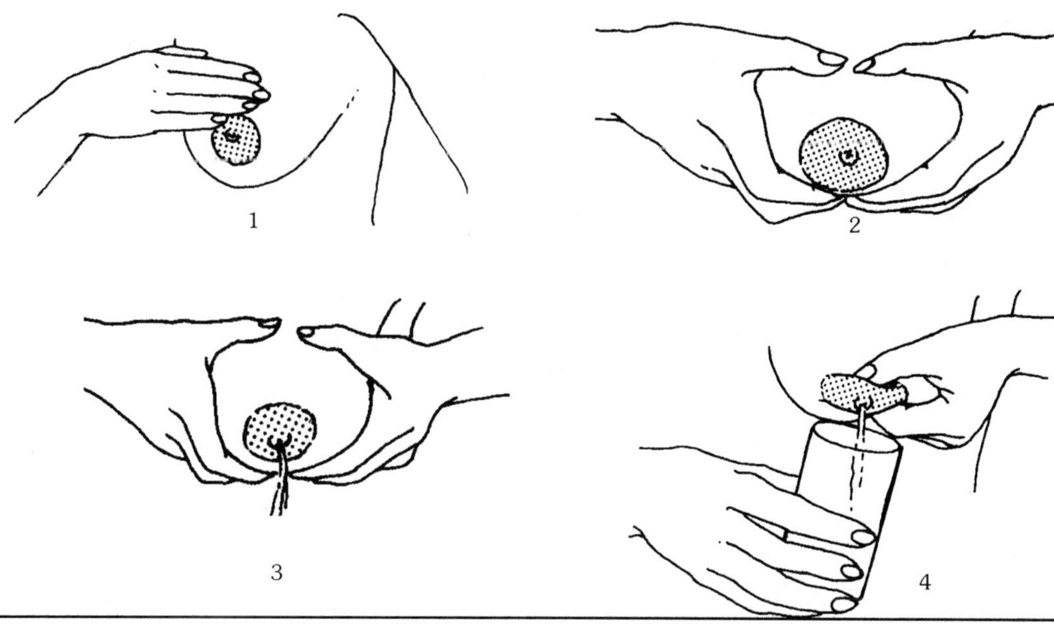

Doble Diversion, Gemelos

Como la oferta de leche es determinada por la demanda, una mamá puede alimentar a dos bebés exitosamente. Amamantando gemelos toma tiempo, práctica, y coordinación. Tienes que buscar e intentar diferentes posiciones para amamantar. Inténtalas para ver cuál te da mejor resultado. El descanso es especialmente crucial para ti.

Problemas Y Soluciones

El Bebe que no Quiere el Pecho.

El problema puede ser un bebé soñoliento o que quiere eruptar. No sientas que te está rechazando. Tú tienes que llamar su atención.

Surgencias:

1. Intenta descobijarlo
2. Exprime un poco de calostro para llamar su atención

Pechos LLenos de Leche

El llenado de leche de tus pechos ocurre del segundo al quinto día después del parto. Tu pecho se pone tan lleno, que lo sientes como dos piedras que te lastiman colgando sobre tu pecho. Tal vez tengas un poco de temperatura de menos de 100.6 grados F.(Farenheit). Los pechos llenos hacen difícil que el bebé agarre adecuadamente el pezón. Solo el pezón está siendo succionado y es muy doloroso. La bebé se siente muy frustrada por la falta de leche porque no está capacitada para drenar los ductos del pezón adecuadamente. Ni tú ni el bebé se divierten. El llenado de leche de tus pechos puede ser evitado dando de mamar cada vez que el bebé quiera.

Surgencias

1. Toma una regadera de agua caliente.
2. Masajéate suavemente los pechos para suavizar la aréola y reducir la congestión de los mismos.

Fiebre

Te puede dar fiebre cuando empiezas a producir la leche. Tu temperatura debe de ser menor de 100.4 grados F. Si tu temperatura es más alta, **Llama a tu médico.** Puede ser que tengas una infección.

Infeccion de Los Pechos (Mastitis)

Las infecciones no se desarollan generalmente hasta después de 2 o 3 semanas del parto. Tu pecho (s) se pone caliente, rojo, y sensible. Te da fiebre y te duele el cuerpo. Tal vez sientas náuseas y malestar general. Necesitarás un antibiótico si tienes mastitis.

Surgencias

1. No tienes que dejar de amamantar, aún con la infección. La leche se mantiene estéril a menos de que tengas un absceso. Empieza amamantando con el lado afectado para limpiar el pecho.

2. Descansa mucho y toma muchos líquidos.

Ductos De Leche Obstruidos

Los ductos de la leche obstruídos se sienten como pequeñas bolitas las cuales pueden estar rojizas y dolorosas.

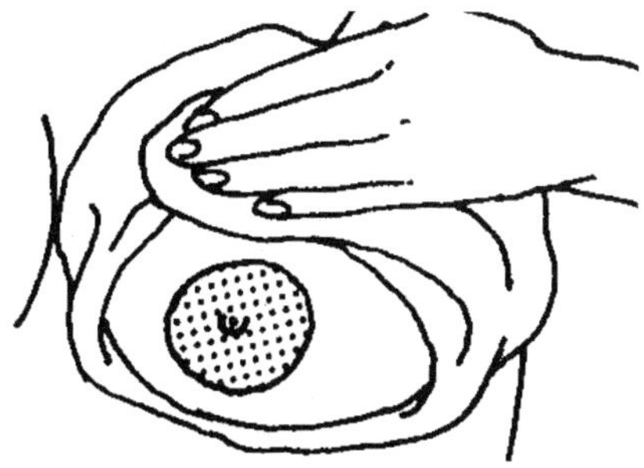

Surgencias:

1. Masajea la bolita en círculos mientras amamantas. Asegúrate que tu sostén no esté muy apretado. Tú no lo quieres presionando en tus glándulas mamarias.

2. Aplica calor de 15 a 20 minutos antes de amamantar.

3. Ofrece el pecho adolorido primero, así podrá estar completamente vacío. Alterna posiciones en cada amamantamiento para poner presión en los diferentes ductos.

4. Exprime manualmente o succiona leche del pecho afectado después de cada amamantamiento para vaciarlo completamente.

Pezones Planos O Que Se Retraen

Si el pezón no está erecto, la bebé tendrá dificultades para meterlo dentro de su boca. Los pezones planos pueden ser un problema solamente cuando tienes los pechos demasiado llenos de leche. Una vez que el amamantado se establece, los pezones planos o invertidos no son un problema.

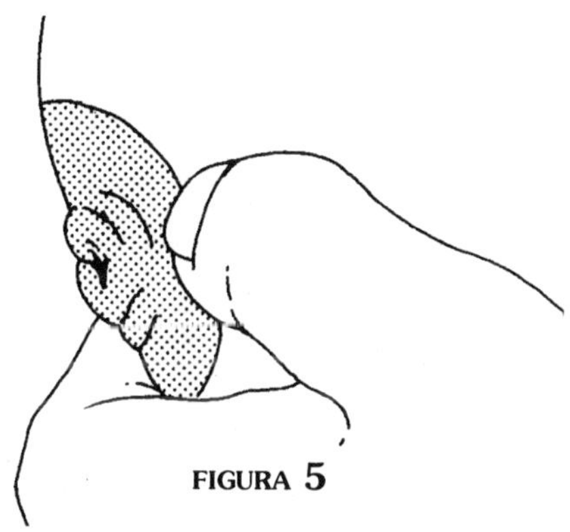

FIGURA 5

Surgencias:

1. Exprime manualmente algo de leche del pecho para reducir la presión en el pezón. Oprime el pezón con tu dedo pulgar e índice. Frota el lado del pezón, no la punta (figura #5).

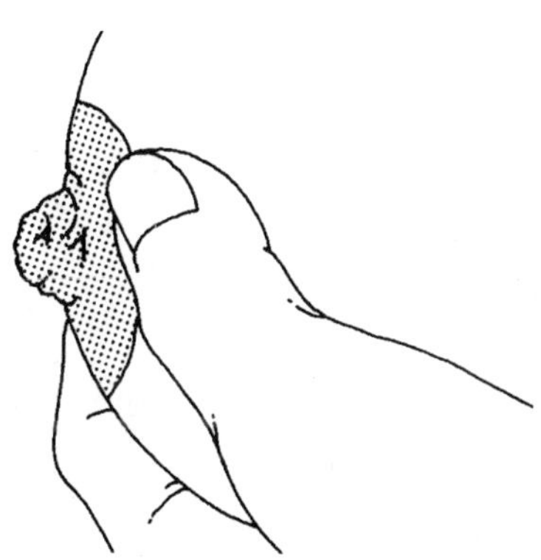

FIGURA 6

2. Agarra la orilla exterior de la aréola y comprímela suavemente para ayudar a ponerla en su boca. Si aún así no succiona, dale una probada de la mamila y rápidamente cámbiala a tu pezón (Figura #6).

Pezones Adoloridos, Agrietados O Sanrando

Varias cosas contribuyen a que tus pezones estén adoloridos, como lo serían los pechos demasiados llenos, los cuales dificultan el succionado de tu bebé, o el bebé que muerde los pezones. Ocasionalmente, coágulos de sangre machucada se forman alrededor del pezón. Si se rompen, aunque la sangre pueda entrar en su boca, no es un problema. Continúa amamantando.

Surgencias:

1. Si muerde el pezón, rompe la succión y comienza de nuevo.

2. Exprime manualmente un poco de leche para que empiece a fluir y se suavice el pezón.

3. Intenta amamantamientos cortos y más frecuentes.

4. Amamanta en diferentes posiciones para poner presiíon en diferentes partes del pezón.

5. Usa la copa de dos coladeras de té (que no sean metálicas) y ponlas dentro de tu sostén para permitir la circulación y ayudar a los pezones a sanar. Puedes aplicar lanolina. Esta no necesita ser limpiada para amamantar.

6. Ofrece el pezón menos adolorido primero.

7. Toma un poco de "Tylenol" para el dolor media hora antes de amamantar.

8. Orea los pezones agrietados o usa una lámpara eléctrica (60-90 watt), colocada 18 pulgadas alejada de tu pecho, 2 o 3 veces al día.

9. Si el dolor es muy fuerte, deja de amamantar por 2 o 3 días hasta que cicatricen los pezones. Mientras tanto extrae la leche de tus pechos para mantener el suministro.

Ictericia De La Leche De Pecho

Menos de 1 en 200 bebés tienen este tipo de ictericia. Esta aparece más tarde que la ictericia física y llega a su apogeo en 7 a 10 días. Tu bebé no es alérgico a tu leche y tú no lo estás envenenando. La cura es sencilla.

Surgencias:

1. Deja de amamantarlo de 12 a 24 horas y después continúa haciéndolo normalmente.

2. Extrae la leche de tus pechos para mantener la producción de la misma.

Ayuda Extra

Si piensas que necesitas algún respaldo de afuera para amamantar a tu bebé, hay gente quien estará feliz de ayudarte. Puede ser una amiga o conocida que esté amamantando o que haya amamantado exitosamente. Organizaciones tales como "La Leche League" y "Nursing Mothers Council" tienen sin duda sucursales cerca de donde vives.

Recuerda, no todos los bebés saben por instinto qué hacer. No todas las madres tampoco. Pero si los dos insisten, lo lograrán.

Δ

CUARTA PARTE

LOS APENDICES

EJERCICIOS

Estos ejercicios pueden usarse antes del parto y después del parto. Estos ejercicios no son vigorosos. Estan planeados para tonificar tus músculos. El área sombreada en los dibujos te mostrará cuáles grupos de músculos son benificiados por los ejercicios particularmente descritos.

Haz los ejercicios despacio y rítmicamente sin movimientos bruscos y calentando los músculos poco a poco. Límitate y no te sobrepases. Intenta cada ejercicio cuidadosamente para ver cuál de ellos puedes realizar sin esforzarte. Algunos de ellos pueden ser muy agitados como el #10. Discute tu rutina de ejercicios con tu médico.

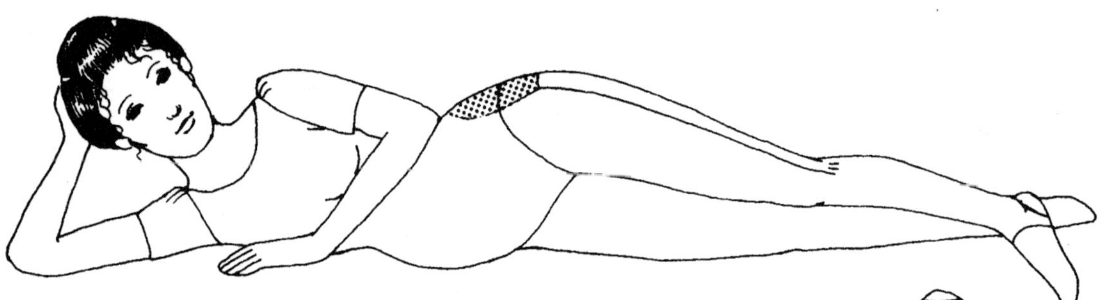

1a Acuéstate de lado con la punta de tu pie de la pierna de arribe apuntada hacia abajo.

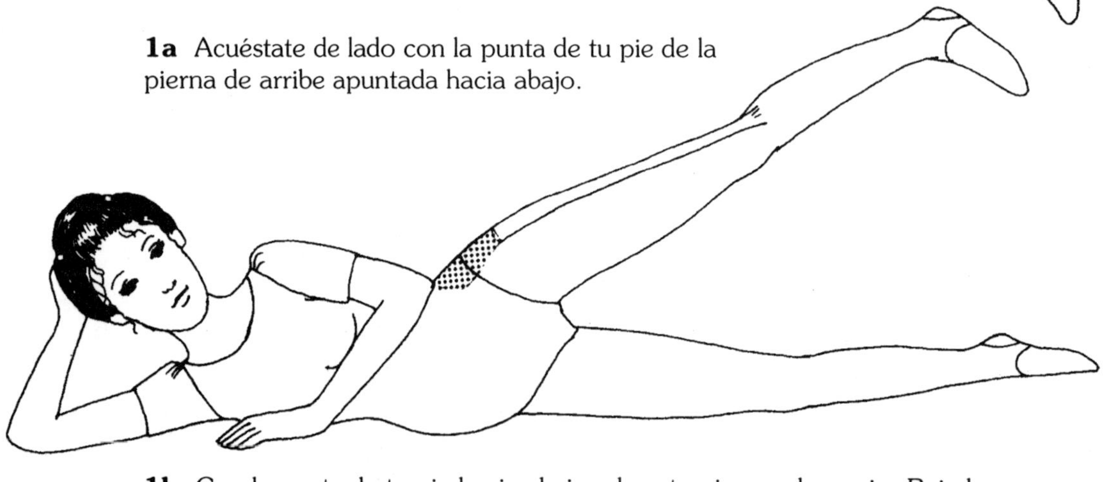

1b Con la punta de tu pie hacia abajo, eleva tu pierna despacio. Baje la pierna hasta que casi toque el piso y repitelo. Comienza con una serie de 3 y auméntala hasta 5.

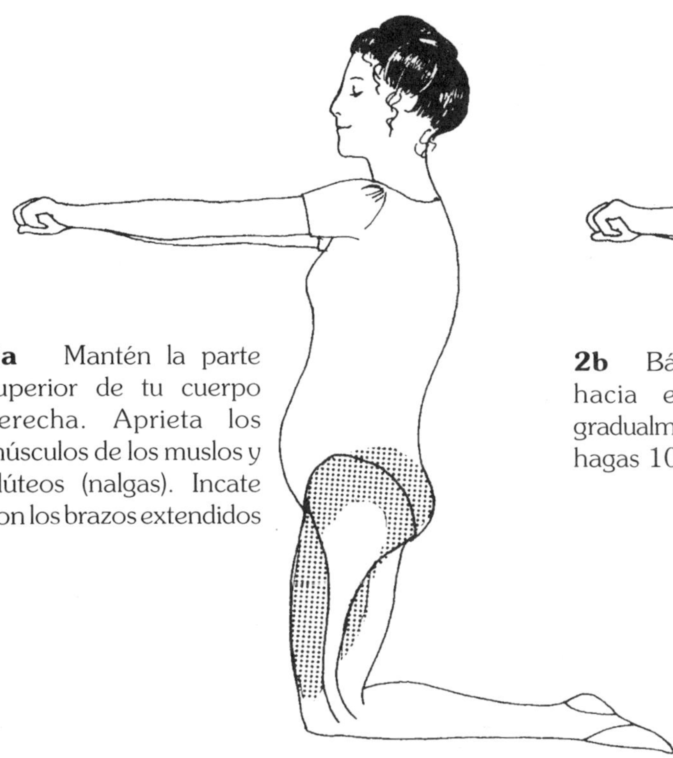

2a Mantén la parte superior de tu cuerpo derecha. Aprieta los músculos de los muslos y glúteos (nalgas). Incate con los brazos extendidos

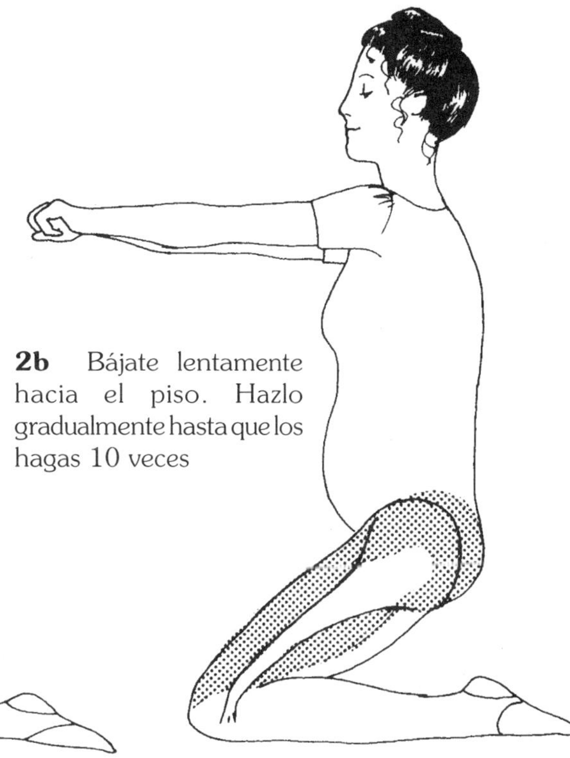

2b Bájate lentamente hacia el piso. Hazlo gradualmente hasta que los hagas 10 veces

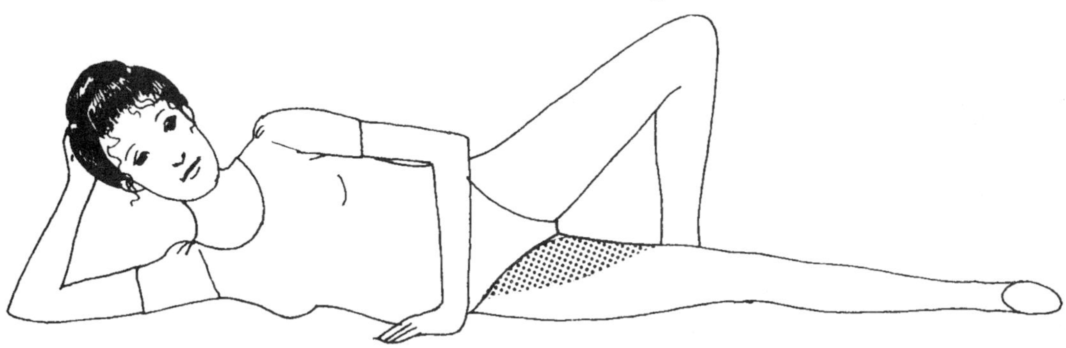

3a Manteniendo la pierna extendida, acuéstate de lado con la rodilla opuesta flexionada y el pie plano al piso.

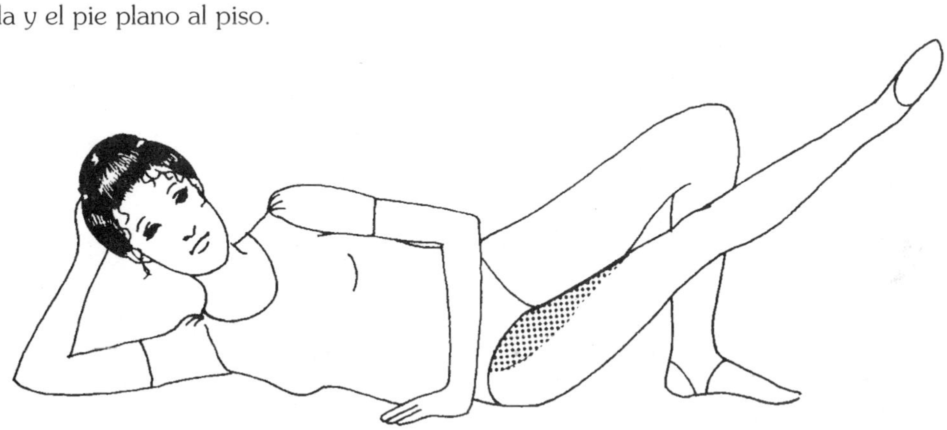

3b Sube la pierna de abajo lentamente y así mismo bájala hasta casi tocar el piso. Repítelo. Hazlo 5 veces cada pierna.

4a* Acuéstate boca arriba con las rodillas flexionadas, los brazos a los lados y pies planos al piso

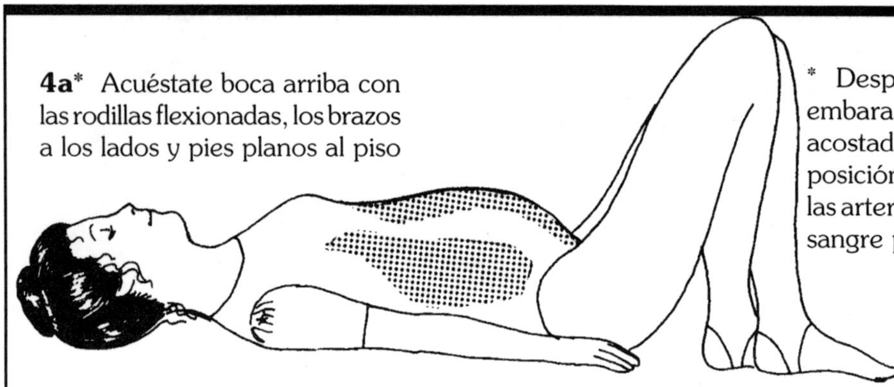

* Después del quinto mes del embarazo evita cualquier ejercicio acostada boca arriba. En esta posición tu matriz puede comprimir las arterias y cortar la circulación de sangre para ti o hacia tu bebé.

4b * Levanta solamente la cabeza y los hombros del piso (usa los brazos si es necesario). Retorna al piso despacio. Hazlo gradualmente hasta que lo hagas 10 veces.

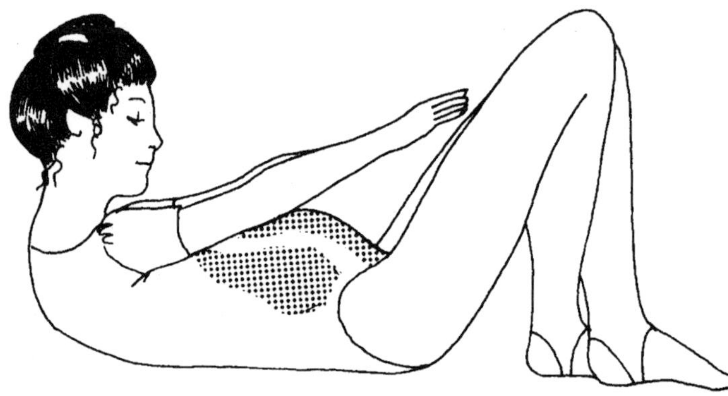

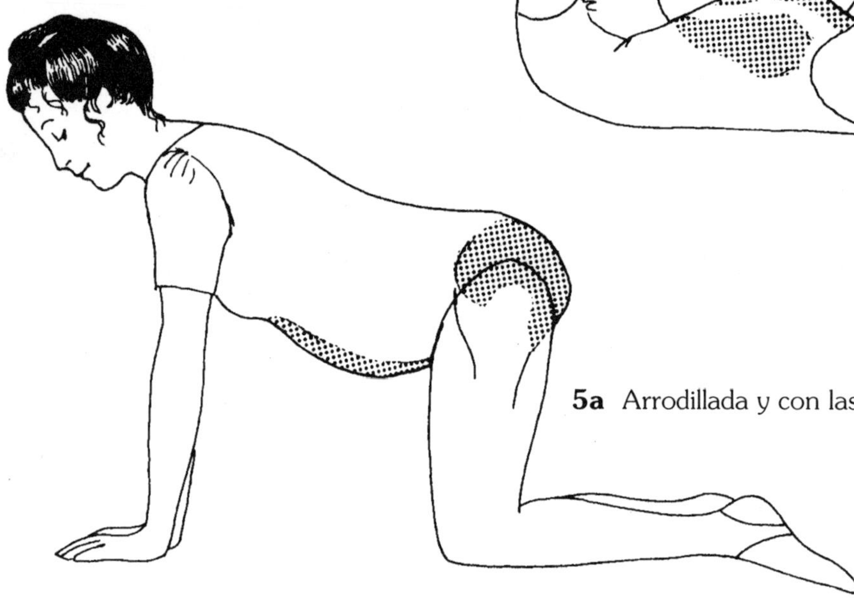

5a Arrodillada y con las manos en el piso

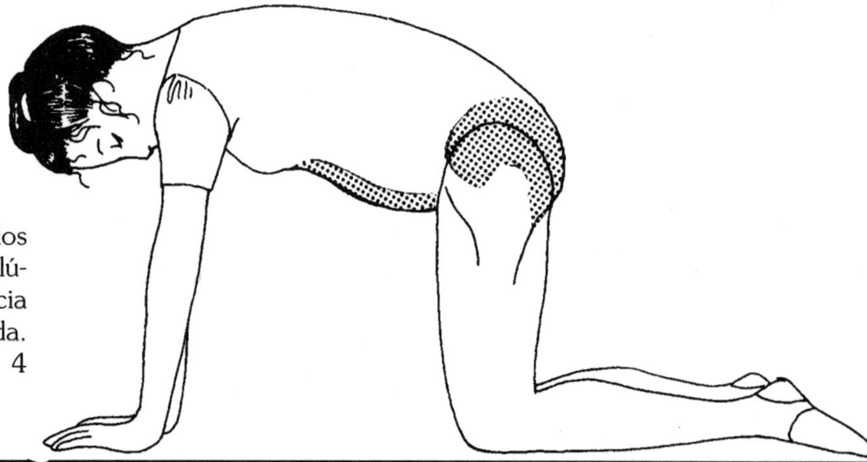

5b Contrae los músculos del estómago y de los glúteos. Empuja el pelvis hacia adelante y arquea la espalda. Relájate y repítelo 3 a 4 veces.

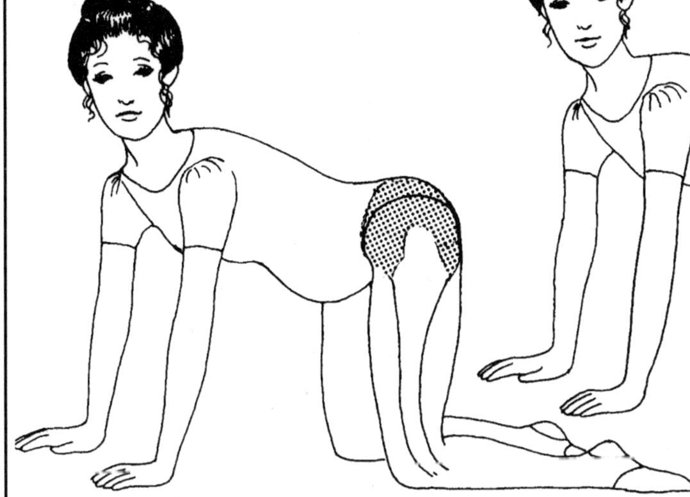

6a Arrodillada y con las manos en el piso.

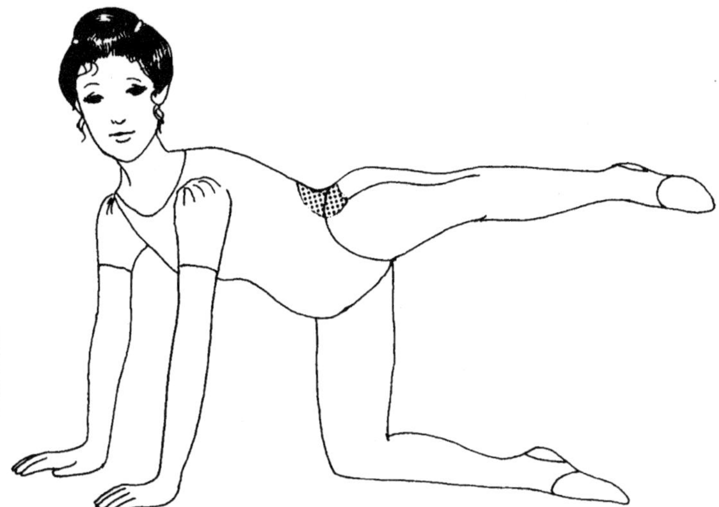

6b Empuja una pierna hacia un lado y hacia arriba usando la cadera y los músculos exteriores de la pierna. Bájala lentamente y repítelo 3 a 4 veces en cada lado.

7a* Ejercicio de arqueo de la pelvis. Boca arriba y con los brazos hacia los lados, rodillas flexionadas y pies planos al piso. Contrae los músculos de los glúteos y de los muslos.

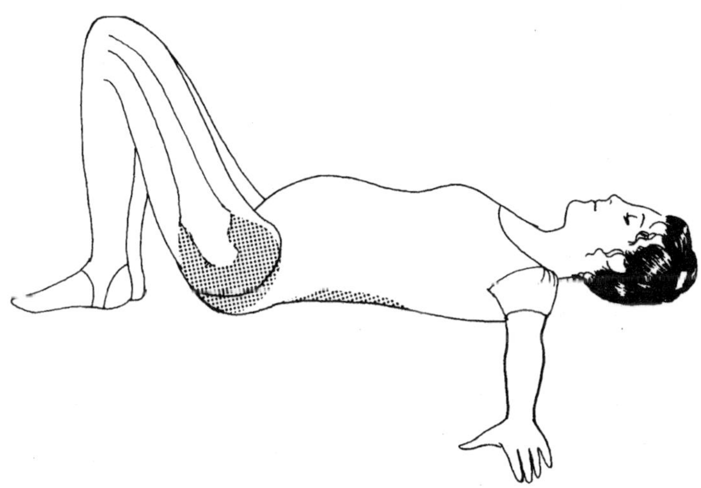

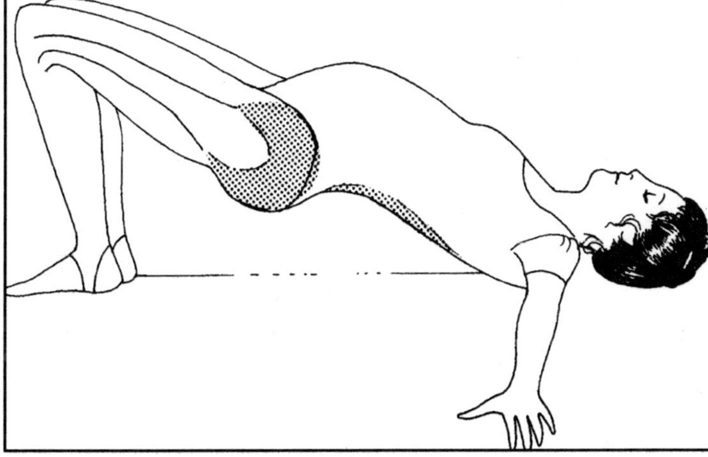

7b Levanta la cadera lentamente y baja la espalda hasta que queden en una línea recta. Repítelo 3 a 6 veces.

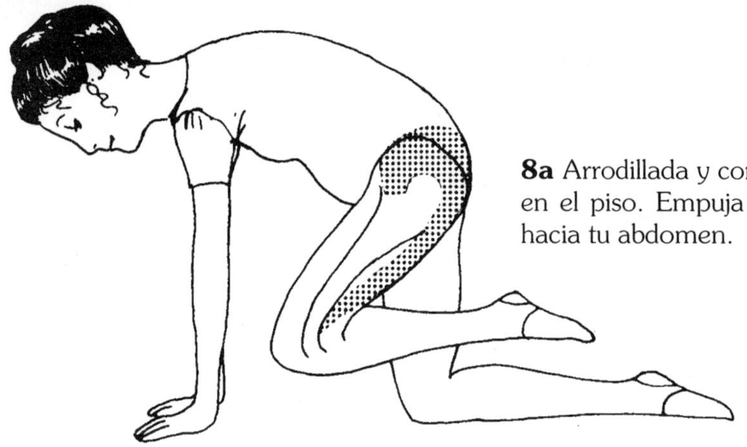

8a Arrodillada y con las manos en el piso. Empuja una pierna hacia tu abdomen.

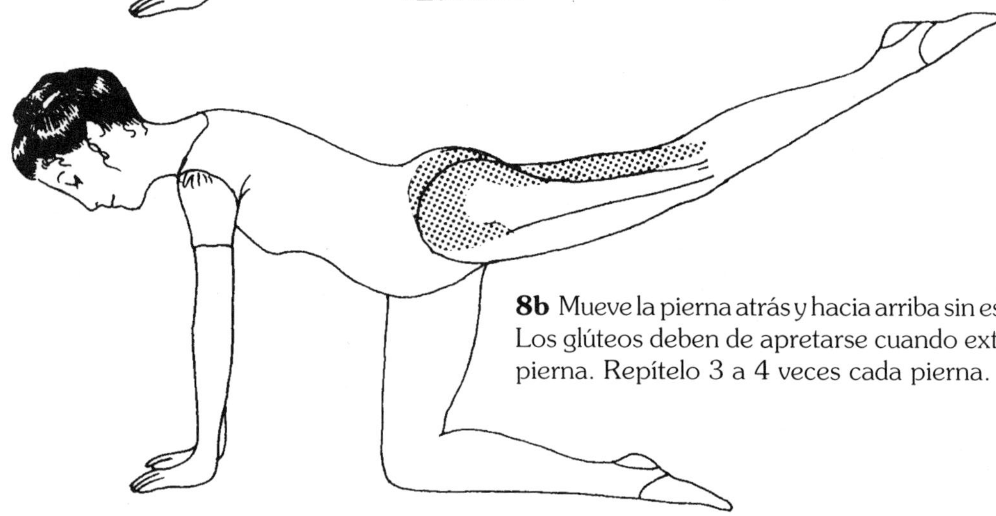

8b Mueve la pierna atrás y hacia arriba sin esforzarte. Los glúteos deben de apretarse cuando extiendas la pierna. Repítelo 3 a 4 veces cada pierna.

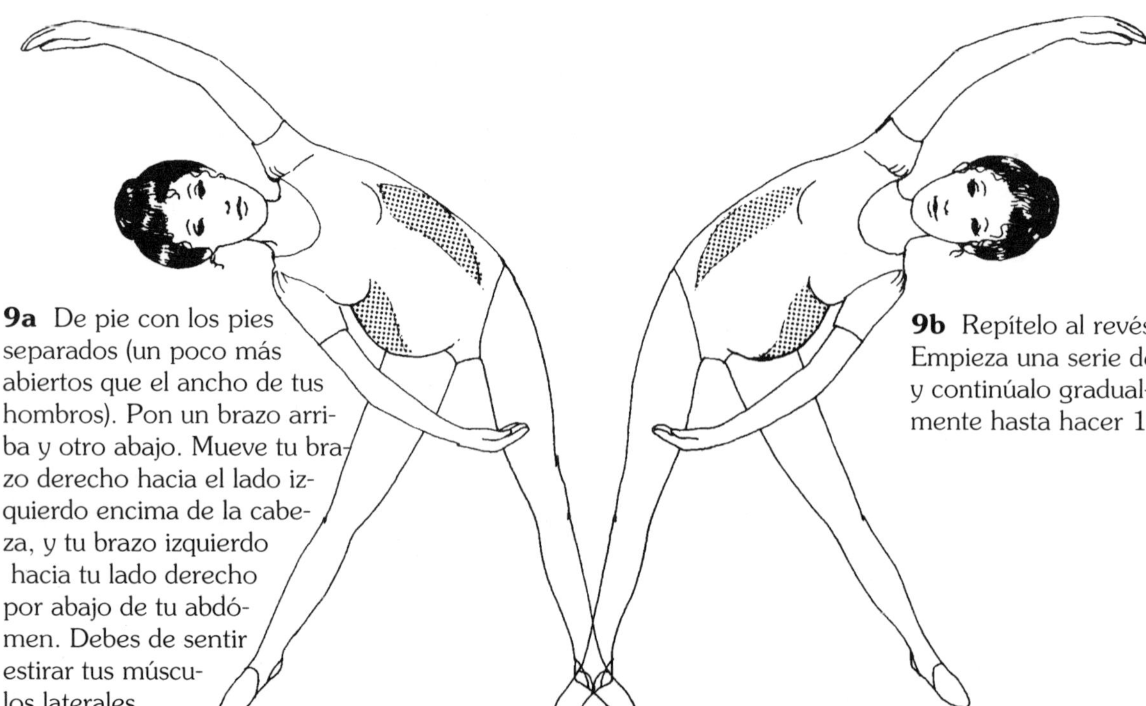

9a De pie con los pies separados (un poco más abiertos que el ancho de tus hombros). Pon un brazo arriba y otro abajo. Mueve tu brazo derecho hacia el lado izquierdo encima de la cabeza, y tu brazo izquierdo hacia tu lado derecho por abajo de tu abdómen. Debes de sentir estirar tus músculos laterales.

9b Repítelo al revés. Empieza una serie de 5 y continúalo gradualmente hasta hacer 10.

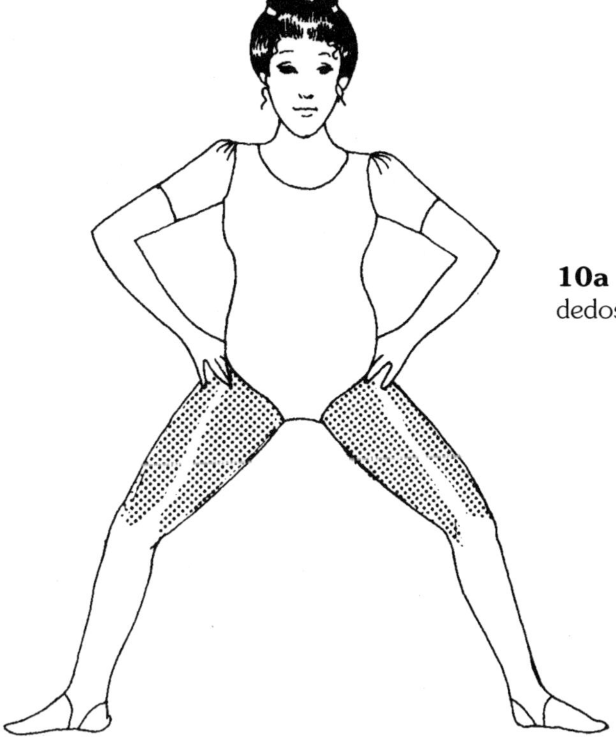

10a De pie con los pies separados. Apunta los dedos de los pies hacia afuera.

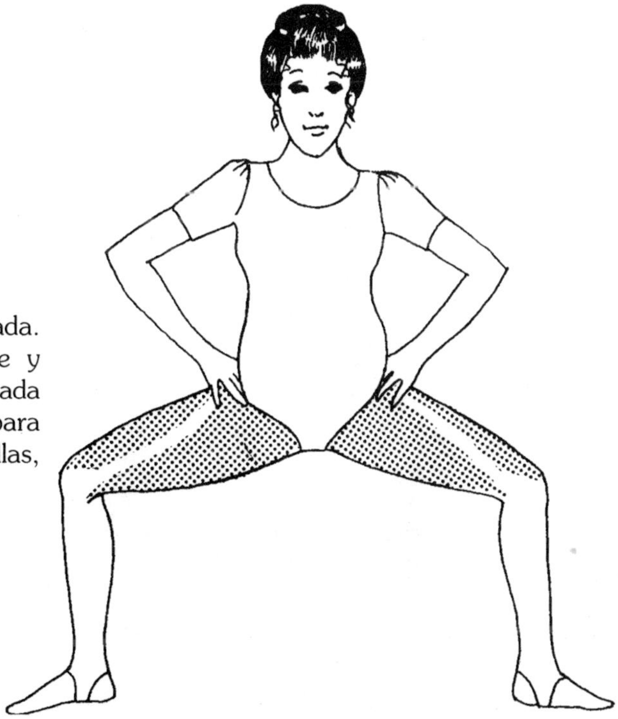

10b Bájate lentamente a una posición sentada. Mantén tu balance un poco hacia adelante y distribuye tu peso parejo. Regresa a posición parada y repítelo de 2 a 3 veces. Este ejercicio es difícil para tus rodillas y espalda. Si tienes problemas con ellas, elimínalo.

APENDICE 2

Plan de Comida "A"

Desayuno

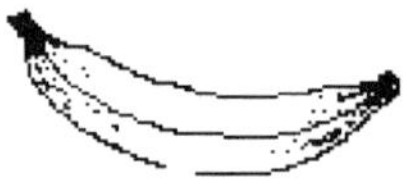

1 huevo revuelto

1/2 taza frijoles refritos

1 tortilla de maíz
1 cuchara de mantequilla

1/2 toronja

Calorías = 624

Carbohidratos	65 gramos
Proteínas	20 gramos
Grasas	32 gramos
Calcio	230 mgms

Almuerzo

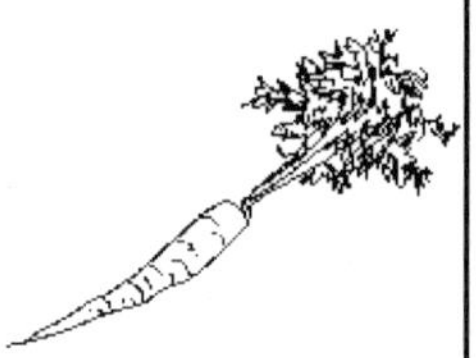

2 enchiladas de queso

1 taza de zanahoria cruda

1 plátano

1 manzana con una cucharadita de mantequilla de cacahuate

Calorías = 950

Carbohidratos	156 gramos
Proteínas	31 gramos
Grasas	14 gramos
Calcio	870 mgms

Comida

4 onzas de filete de pescado blanco horneado con jitomate y cebolla

1 taza de ensaldada de frutas

1 papa horneada
2 cucharaditas de mantequilla y
*1/2 taza de yogurt sin sabor

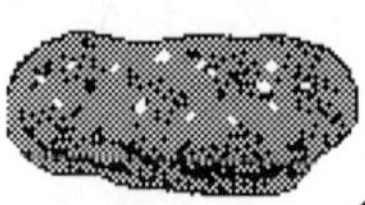

1 tortilla de maíz

Calorías = 729

Carbohidratos	79 gramos
Proteínas	37 gramos
Grasas	13 gramos
Calcio	300 mgms

Total de Calorías = 2303

Plan de Comida "B"

Desayuno

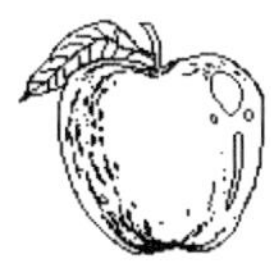

1 porción de cereal
1 cucharadita de azúcar
1/2 taza de leche

2 rebanadas tostadas de pan integral
1 cucharadita de mantequilla

1 huevo revuelto

1 manzana

Calorías = 833

Carbohidratos	124 gramos
Proteínas	29 gramos
Grasas	27 gramos
Calcio	547 mgms

Almuerzo

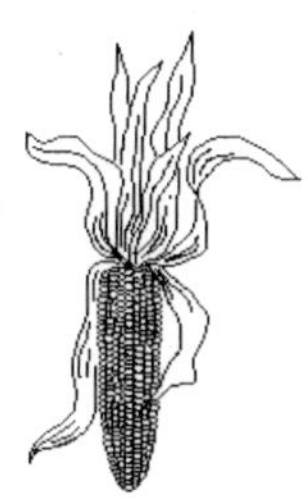

2 tortillas de maíz
1 taza de frijoles refritos

1 naranja

1 taza de leche

4 onzas de yogurt de fruta

Calorías = 736

Carbohidratos	124 gramos
Proteínas	31 gramos
Grasas	36 gramos
Calcio	748 mgms

Comida

Arroz con pollo (3 onzas de pollo y 1/2 onzas de arroz)

1 jitomate con 2 cucharaditas de mayonesa

1/2 taza de queso "cottage"

1 tortilla de maíz

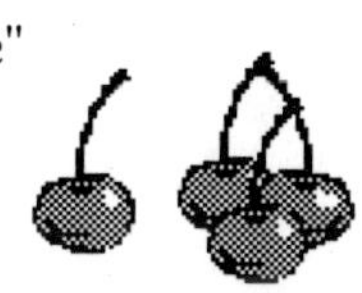

Calorías = 900

Carbohidratos	94 gramos
Proteínas	54 gramos
Grasas	34 gramos
Calcio	387 mgms

Total de calorías = 2469

APENDICE 3

METODOS ANTICONCEPTIVOS

Método	Ventajas	Desventajas/Precauciones	Riesgo de Embarazzo
Ningún método	Ninguna	Embarazo no planeado	60-80%
Retirar antres de eyacular ("coitus interruptus")	Na de drogas ni aparatos anticonceptivos	Embarazo no planeado	23%
Diafragma con espermicida	Nada de drogas. Protege contra enfermedades transmitidas sexualmente ("STD")	Se necesita receta médica. Se debe de usar cada vez que se tenga relaciones sexuales. Posibilidad de alergia al material de que está fabricado el diafragma y/o el espermicida.	19%
Condón o preservativo	Disponible sin receta médica. Fácil de usar. Provee protección contra "STD".	Se debe de usar cada vez que se tengan relaciones sexuales. Posible alergia al material de que está fabricado.	10%
Espermicidas, jaleas, cremas, espumas y supositorios vaginales	Disponible sin receta médica. Fácil de usar. Protege contra "STD".	Se debe de seguir las instrucciones de uso exactamente y usarse cada vez que se tengan relaciones sexuales.	18%
Esponja vaginal	Disponible sin receta médica. Se puede dejar en sitio y tiene efecto hasta 24 horas.	Se debe de seguir las instrucciones de uso exactamente y usarse cada vez que se tengan relaciones sexuales. No se debe de dejar en sitio por más 24 horas.	9-15%
Planeación familiar natural (el ritmo)	Nada de drogas ni aparatos anticonceptivos. No interfiere con creencias religiosas	No requiere el registro cuidadoso de los ciclos menstruales. Cambio de ciclo menstrual por infección , fiebre etc. Puede causar confusión. Se requiere abstinencia. Puede resular en embarazo no planeado.	24%
Dispositivo intrauterina	Efectivo se puede retirar en caso de cambiar de opinión	Puede incrementarse el flujo menstrual y los cólicos. Riesgo de perforación de la matriz, expulsión e infección de las trompas de falopio. No se recomienda para las mujeres que tienen varios compañeros sexuales por los riesgos de infección e infertilidad. Tampoco se recomienda para mujeres que nuna han estado embarazadas.	5%
Pastilla anticonceptiva	Reduce los riesgos de ciertos tumores malignos, anemia por deficiencia de hierro y puede reducir la incidencia del síndrome premenstruación. El más electivo método anticonceptivo temporal. Disminuye las irregularidades menstruales, al flujo y los cólicos. Reduce las enfermedades de inflamación pélvics enfermedades benignas del pecho, y tumores benignos de los ovarios.	Efectos secundarios menores: náusea, vómito, sangrado vaginal esporádico, sensibilidad y aumento en los pechos, pigmentación facial (pañol), y aumento de peso. Se requiere tomar la pastilla diaria. Complicaciones cardiovasculares, mayormente en mujeres mayores de 35 años que fuman, como coágulos, parálisis, enfermedades del corazón, presión alta y en casos raros los tumores benignos del higado.	2-4%
Vasectomía	Permanente. No se conocen efectos a la salud a largos periodos.	Cirujia menor. Se necesita otra operación para invertir el proceso. El éxito en invertir el procesor depende en la técnica quirúgica y el tiempo transcurrido desde que se hizo la vasectomia.	Menos de 1%
Ligar los tubos (esterilazión)	Permanente. No se conocen efectos a la salud a largos periodos.	Se requiere cirujía mayor y anestesia. Se requiere otra cirujía para invertir el proceso. El éxito depende del tipo de proceso de esterilización efectuada.	Menos de 1%

INDEX

C.

D.

Q.

R.

S.

T.

U.

V.